输尿管外科学

牛海涛　牛远杰　主编

科学出版社

北　京

内 容 简 介

本书共分 10 章，全面介绍了输尿管解剖、生理功能，输尿管疾病临床症状及体征、各项检查、输尿管影像诊断特点，从不同视角详细阐述了输尿管炎性疾病、结石、肿瘤、畸形、损伤，输尿管周围病变及输尿管动力疾病等诊断与治疗，分别介绍了常用手术方法和手术技巧。本书以输尿管结石、肿瘤及损伤为主线，覆盖输尿管常见病和多发病，包含部分疑难少见病种，还囊括部分新增疾病，围绕这些疾病的基本诊断方法和治疗原则展开论述，内容涵盖微创治疗技术手段。全书立意独特，内容丰富，考据翔实，具有较强的实用性和临床指导意义。适合泌尿外科临床医师和研究生参考阅读。

图书在版编目（CIP）数据

输尿管外科学 / 牛海涛，牛远杰主编. —北京：科学出版社，2021.11
ISBN 978-7-03-069959-6

Ⅰ.①输…　Ⅱ.①牛…②牛…　Ⅲ.①输尿管疾病－泌尿系统外科手术
Ⅳ.①R699.4

中国版本图书馆CIP数据核字（2021）第196589号

责任编辑：郝文娜 / 责任校对：张　娟
责任印制：赵　博 / 封面设计：吴朝洪

科 学 出 版 社 出版

北京东黄城根北街 16 号
邮政编码：100717
http://www.sciencep.com

三河市春园印刷有限公司 印刷
科学出版社发行　各地新华书店经销

*

2021 年 11 月第　一　版　开本：720×1000 1/16
2021 年 11 月第一次印刷　印张：11 3/4
字数：204 000

定价：**108.00 元**
（如有印装质量问题，我社负责调换）

编著者名单

名誉主编　孙　光

主　　编　牛海涛　牛远杰

副主编　李延江　焦　伟　王永华

编著者　（以姓氏笔画为序）

马晓诚　王　科　王永华　牛远杰　牛海涛

毛　昕　刘　勇　孙立江　李　杰　李　斌

李延江　杨　彬　杨学成　杨晓坤　张庆松

张桂铭　张铭鑫　陈　强　赵　凯　郝大鹏

荆　涛　钟修龙　骆　磊　焦　伟　谢　飞

谭海林

秘　　书　谢　飞　杨紫怡

主编简介

牛海涛，留美医学博士，教授，主任医师，天津大学机械工程学、青岛大学外科学博士研究生导师。现任青岛大学医学部副部长，青岛大学第一临床医学院党委副书记、院长，青岛大学附属医院泌尿外科主任，青岛市泌尿系统疾病重点实验室主任。山东省泰山学者青年专家，青岛市享受政府特殊津贴人员，青岛市拔尖人才。兼任中华医学会泌尿外科学分会青年委员会委员、机器人学组委员，中国医学装备协会泌尿外科外科分会常务委员，中国医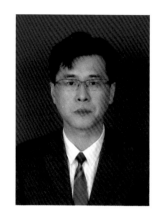师协会泌尿外科医师分会委员，中国中西医结合泌尿外科学会委员，中国抗癌协会临床肿瘤学协作专业委员会尿路上皮癌委员会常委，山东省医学会泌尿外科学分会副主任委员。主持5项国家自然科学基金，省部级科研课题多项。获山东省科学技术进步奖二等奖1项、三等奖2项，厅市级奖项多项，近5年来发表论文40余篇，获国家发明专利10余项，培养博士研究生18人，硕士研究生31人。

主编简介

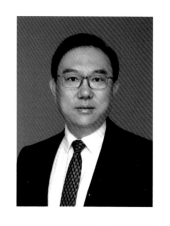

牛远杰，1968 年出生。医学博士，毕业于天津医科大学，留学美国罗彻斯特大学做博士后研究。教授，主任医师，博士研究生导师，享受国务院政府特殊津贴，国家"万人计划"领军人才，国家卫生计生突出贡献中青年专家，科技部中青年科技创新领军人才，天津市优秀共产党员，天津市劳动模范，天津名医，杰出津门学者，天津市特聘教授。现任天津医科大学第二医院院长，天津市泌尿外科研究所所长，天津市泌尿外科基础医学重点实验室主任，国家重点学科学术带头人。中华医学会泌尿外科学分会第十二届常务委员，中华医学会泌尿外科学分会基础研究学组组长，中国中西医结合学会理事，中国中西医结合学会泌尿外科专业委员会副主任委员，天津市中西医结合学会泌尿外科专业委员会主任委员，天津市医学会泌尿外科学分会副主任委员，中国医促会泌尿生殖分会副主任委员，中国医师协会泌尿外科医师分会常务委员，中国医药教育协会泌尿外科专业委员会副主任委员，东亚腔道泌尿外科学会执行委员，《Asian Journal of Urology》编委，《中华泌尿外科杂志》编委。主要从事前列腺癌的基础与临床研究工作，建立了国内首家以"性激素与疾病"为研究方向的国际合作实验室，通过与美国、丹麦、瑞典、韩国和沙特的国际间协作，建立了标准化的转基因动物实验平台、PDX动物平台、蛋白组学研究平台和实验药物研发平台。先后承担国家级及省部级课题 22 项，包括国家重大研究计划"973"项目、国家国际科技合作专项、国家自然科学基金面上项目等。获国家科技进步一、二等奖各 1 项，天津市科技进步二等奖 3 项，天津市自然科学二等奖 1 项。获得国家发明专利 3 项。发表 SCI 论文 140 余篇，其中第一 / 通讯作者论文 100 余篇，最高 IF79。主编、参编中英文专著 10 余部。8 项临床新技术获评为"天津市卫生系统引进应用新技术填补空白项目"。培育博士研究生 33 人、硕士研究生 64 人。

序

　　应邀为牛海涛教授等所著的《输尿管外科学》作序,浏览本书,甚感欣慰。本书从外科角度,专业并系统地阐述了输尿管疾病相关诊疗规范,内容翔实,专业规范,实用性强,是一部值得推荐的优秀专科工具类书籍。

　　输尿管是人体泌尿系统中特殊且重要的管路,输尿管连接肾盂及膀胱,将肾盂的尿液运送至膀胱内。输尿管深藏于腹膜后腔,使得很多输尿管疾病隐匿且难查,从而导致很多患者得不到及时诊断和治疗。近年来,随着医学科学技术日新月异的发展,检验、病理、影像及微创探查等很多先进技术不断应用于临床,显著提高了输尿管疾病的诊疗水平,极大推动了医疗对输尿管疾病的认识及发展。

　　本书主要由我的学生牛海涛教授携同其团队倾力打造。牛海涛教授是青岛大学附属医院的杰出代表,在一线临床、基础科研及医工结合等领域积累了丰富的经验,于2020年利用业余休息时间集中提炼完成该书,可歌可泣。

　　一部《输尿管外科学》,关注细节,深入挖掘,系统阐述。该书充实了泌尿外科专业书籍知识库,为广大泌尿外科医务人员及有志于该领域的各方人士增添了完备的参考,定会推动我国泌尿外科专业的长足发展!

孙光

2021 年夏于天津

前　言

21 世纪以来，伴随着医学的整体发展，泌尿外科疾病诊断和治疗方法及技巧取得了长足的进步。影像技术和微创理念极大地推动了泌尿外科的发展，出现了许多学科新概念、新技术及新规范。目前已出版的泌尿外科专科书籍主要聚焦于泌尿系结石、泌尿系肿瘤、前列腺增生等常见病的诊断和处理，相关内镜手术技巧介绍较为多见，而输尿管作为泌尿生殖系统的重要组成部分，输尿管疾病相关的参考书籍尚无，这也促使我们编写《输尿管外科学》。本书旨在从解剖生理、病因学研究、发病机制、诊断及治疗手段、预防等诸多方面系统论述输尿管相关疾病。

本书将为泌尿外科专业医师和学者提供具有较高参考价值和可操作性的临床诊疗规范，努力减少由于专业机构分布不均及专业人员技术参差而造成的医疗水平差异，力求提高学科整体临床服务质量。本书以输尿管结石、肿瘤及损伤为主线，覆盖输尿管常见病和多发病，包含部分疑难少见病种，还囊括部分新增疾病，编者围绕这些疾病的基本诊断方法和治疗原则展开论述，内容涵盖微创治疗技术手段。既便于外科医师进行输尿管常见疾病的一线处理，又能为泌尿外科医师疑难问题的处理提供专业指导。编者遵循解剖与临床、理论与实践、普及与提高的原则，参阅国内、外文献资料，结合我国实际临床问题及临床资料进行编写，内容丰富，考据翔实，具有较强的实用性及临床指导意义。

诸位编者在百忙之中认真负责地按期完成撰写任务。部分章节反复多次修改、校对，体现了严谨、认真的科学精神。作为本书的主编之一，我十分敬佩和感谢各位编者为此书的付梓做出的努力及巨大贡献。

因医学技术更新甚快及编者的学术水平与经验有限，此书难免有不足之处。值本书出版之际，恳切希望广大读者在阅读过程中不吝赐教，对我们的工作予以批评指正，也希望此书能为广大读者提供切实的帮助。

青岛大学附属医院

目　　录

第1章
输尿管胚胎、解剖和生理学

第一节　胚胎发生学

输尿管起源于输尿管芽（ureteric bud），输尿管芽是在第 4 周末的胚胎中，中肾管末端在进入泄殖腔前向背外侧长出的一个盲管（图 1-1）。该芽中空并向背侧颅侧方向伸展，长入中胚层的出生后肾组织中。出生后肾组织成帽状，包盖在输尿管芽的顶端。输尿管芽的主干成为输尿管，它的颅侧端膨大成肾盂，由肾盂分出大盏和小盏，又从小盏长出集合小管；尾侧端与中肾管相通，左右中肾管开口于膀胱，随着膀胱的扩大，输尿管起始部以下的一段中肾管也扩大并渐并入膀胱，成为其背壁的一部分，于是输尿管开口于膀胱后壁。

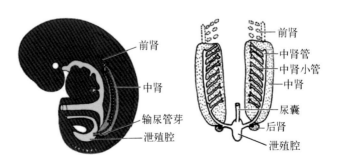

图 1-1　输尿管芽胚胎结构

过去认为，原始的输尿管就是简单的一条管腔不断延伸；目前资料显示，在输尿管的发生过程中其管腔的开合会发生变化。在胚胎第 28 ～ 35 天，整条输尿管管腔是开放的，这是因为在这一阶段泄殖腔仍是闭合状态，中肾尿液充满了输尿管，保持了一定的腔内压力，维持了输尿管管腔的开放。到了胚胎第 37 ～ 40 天时，输尿管管腔仅在中段可见，可能是此阶段输尿管生长较快的原因。此后，管腔开始从中部向头尾两侧延伸，胚胎 40 天后，整条输尿管管腔又清晰可见。这些发现有助于理解为什么先天性输尿管狭窄常发生在输尿管肾盂交界处及输尿管膀胱连接部，这是由于这两个部位的管腔是最后形成的，如果管腔窄小就会发生输尿管狭窄。

正常肾脏生成依赖于输尿管芽与生后肾组织中心汇合。如果未能汇合，输尿管呈一盲端；如汇合部位异常，可导致肾脏发育异常；如果发生多个输尿管芽或与出生后肾组织相结合前输尿管芽分裂，则形成完全或不完全性双输尿管或 3 根输尿管。输尿管口异位、膀胱输尿管反流及输尿管口旁憩室是因为输尿管芽在中肾管的位置较正常更靠近头侧或尾侧所致。输尿管连入尿生殖窦，它最终位置可更靠近头侧及外侧，可产生膀胱输尿管反流及输尿管旁憩室，如果更靠近尾侧则产生输尿管口异位。

第二节　输尿管组织学

输尿管壁分为三层结构，由内到外分别为黏膜层、肌层和纤维层（图 1-2）。

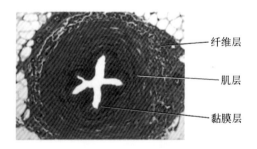

纤维层

肌层

黏膜层

图 1-2　输尿管壁结构

一、黏膜层

黏膜光滑，约有 6 条纵行的皱襞，当有尿液充盈时，皱襞消失，皱襞向上延续于肾乳头，向下与膀胱黏膜相连接。黏膜层表面系移行上皮，黏膜下层含有较多弹性纤维；移行上皮有 4 ～ 5 层细胞，扩张时可变为 2 ～ 3 层，在肾盂及肾盏处则仅有 2 ～ 3 层细胞，且没有黏膜下层。

二、肌层

输尿管上 2/3 的肌层为内纵、外环两层平滑肌，纵肌起始于肾乳头处的肾盏，环形肌围绕肾乳头基底部，具有排空尿液的作用。输尿管下 1/3 段肌层增厚，为内纵、中环和外纵三层。正常情况下，输尿管膀胱壁内段长约1.5cm，黏膜下长度达 1.0cm，位于膀胱黏膜和逼尿肌之间。输尿管纵向肌层进入膀胱后向膀胱出口方向延伸，并呈扇形展开构成三角区浅肌层。而膀胱逼尿肌在输尿管末端形成 Waldeyer 鞘，该鞘向下延伸则形成三角区深肌层。当膀胱充盈时，输尿管纵行肌和三角区肌肉收缩，使膀胱黏膜下输尿管受压，被动地起到活瓣作用而关闭输尿管口。排尿时膀胱内压力增加，逼尿肌收缩，Waldeyer 鞘将输尿管向上方牵拉，而三角区肌肉向下收缩以张开膀胱颈，使输尿管拉向下方，这样输尿管壁内段被被动延长，加上膀胱内压直接作用于黏膜下输尿管，关闭了输尿管末端，形成了抗膀胱输尿管反流机制。

三、纤维层

输尿管壁最外层，上端于肾窦内与肾纤维囊相延续，末端与膀胱壁纤维层相连。

第三节　输尿管解剖学

输尿管左右各 1 条，位于腹膜后间隙，脊柱两侧，是细长富有弹性的管状器官。输尿管上起自肾盂，下端终于膀胱。输尿管的长度与年龄、身高有一定的关系，成人约 30cm，左侧稍长于右侧约 1cm。

一、输尿管的分段

解剖学上一般将输尿管分为腹部、盆部和壁内部，腹部又以与性腺血管交叉点为界，分为腰部和髂部。

1. 临床上常将输尿管分为三段　上段从肾盂处至骶髂关节上缘处，中段为骶髂关节上下缘间，下段为骶髂下缘至输尿管膀胱开口处（图 1-3）。

2. 输尿管的狭窄部和弯曲　输尿管管腔全程的粗细并不一致，有 3 个狭窄、3 个弯曲。

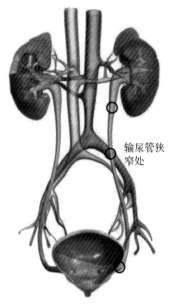

输尿管狭窄处

图 1-3　输尿管的分段及狭窄部

（1）3 个生理性狭窄：①肾盂输尿管连接处，直径约 2mm。②输尿管跨越髂血管处，直径约 4mm。③输尿管膀胱连接部，直径 1 ～ 2mm，此狭窄部最为狭窄，输尿管结石易卡塞在狭窄部。输尿管的走行并非垂直下行，两输尿管上端距离较远，下端相距较近。

（2）全长有 3 个弯曲：第一个弯曲位于肾盂与输尿管移行处，第二个弯曲位于骨盆上口处（越过髂血管处），第三个弯曲位于盆部。

一般认为输尿管狭窄处结石易于停留，但有学者认为输尿管的弯曲及活动度（被动扩张度）对结石的停留有更大的影响。输尿管弯曲部结石易于停留；输尿管腹部周围有少量的脂肪组织填充，输尿管有扩张余地，结石较易通过，而输尿管越过髂血管处及输尿管盆段因贴于腹膜较紧，不易扩张，尤以输尿管近膀胱壁处周围被膀胱旁组织包绕成鞘状结构，扩张余地更小，致结石通过困难。

二、输尿管的走行与毗邻

1. 腹部　位于腹膜后间隙，沿腰大肌前面的内侧部下行，与脊柱的腰丛神经相邻，内侧为脊柱，外侧为侧后体壁。

右侧输尿管前面是十二指肠降部、胰腺头部、升结肠及其系膜、阑尾及其系膜，其间隔以后腹膜，内侧为下腔静脉。在接近骨盆入口处，女性右输尿管与阑尾、右输卵管及卵巢相邻，所以当右下腹疼痛时，应对阑尾炎、子宫右侧附件炎及输尿管结石加以鉴别。

左侧输尿管前面是十二指肠空肠曲的右端、降结肠和乙状结肠上端及其系膜，后腹膜隔于其间，内侧为腹主动脉。左输尿管靠近盆缘时左输尿管经乙状结肠及其系膜的后方，有时经乙状结肠间隐窝后壁深面下行，当其进入骨盆时，其外侧有性腺血管，内侧有乙状结肠系膜附着，故乙状结肠手术时，易伤及左输尿管。

在主动脉分支水平以下行腹后壁手术，例如骶前神经切除时，左输尿管有结肠系膜根保护，手术牵拉腹膜时，乙状结肠系膜根较易移至手术野，左输尿管位于系膜根的外侧，常受到保护，因而不易受到损伤。右输尿管无肠系膜根保护，手术时牵拉腹膜，可能被拉至手术野而受到损伤。

2. 盆部　较腹部稍短，起自骨盆上口相当于输尿管与髂血管交叉处的稍上方，下至输尿管膀胱入口处。盆部在坐骨棘以上的部分称为壁部，以下的部分称为脏部。

壁部在腹膜外结缔组织内沿盆侧壁下行，经髂内血管、腰骶干和骶髂关节的前方或前内侧，然后在脐动脉起始部、闭孔神经及闭孔血管等的内侧跨过，至坐骨棘水平，转向前内方，离开盆侧壁，移行为脏部。

3. 脏部　在盆部腹膜深面，盆底上方的结缔组织内行向膀胱底。此后走行男女有显著不同。

（1）男性：输尿管从坐骨棘水平开始先向前、内下方，经过直肠前外侧壁与膀胱后壁之间，贴近直肠侧韧带，在输精管的外后方与输精管交叉，并转向输精管的内下方和精囊顶部的上方，斜行穿入膀胱，开口于膀胱三角区的外侧角。输尿管进入膀胱的角度变化很大，90°～135°。老年男性因前列腺增生，膀胱三角区被抬高后此角度可增大。男性输尿管末端周围有膀胱静脉丛。

（2）女性：从坐骨棘水平开始，输尿管向前、向下、向内，行经子宫阔韧带基底附近的结缔组织内，至子宫和阴道穹窿的两侧，于距子宫约 2.5cm 处，从子宫动脉的后下方绕过，在子宫颈阴道上部外侧约 2cm 处向前行进，然后斜向内侧，经阴道前面至膀胱底，再斜行进入膀胱。其进入膀胱的角度略小于男性。在盆腔手术时易损伤输尿管，如在结扎子宫动脉、卵巢动脉或直肠上动脉，尤其是在右侧钳夹直肠上动脉时，可误夹输尿管。此外，在分离直肠外侧韧带，切除盆腔大肿瘤时，均可能伤及盆部输尿管。

4. 壁内部　输尿管斜行穿越膀胱壁的一段称为盆段输尿管的膀胱壁内段，长 1.5～2.0cm。由于具有 Waldeyer 鞘及 Waldeyer 间隙这一特殊结构，对末端输尿管尿液的正常输送和抗尿液反流起着极其重要的作用。Waldeyer 鞘有深浅两层：浅层起源于膀胱壁肌肉；深层主要来源于输尿管的肌肉，而仅有少量膀胱肌肉参与，包绕近膀胱段输尿管和膀胱壁间段输尿管。深浅两鞘之间即为 Waldeyer 间隙。两鞘之间及深鞘与输尿管肌之间均有肌纤维相互沟通，在输尿管口处肌纤维呈扇形分开，形成三角区深肌层。Waldeyer 鞘由于有输尿管及膀胱壁肌束的双重来源，当其松弛时能推进尿液进入膀胱，而收缩时又能阻止尿液的逆流。Waldeyer 间隙的缓冲可保持输尿管相对固定和斜行的解剖特点，并使输尿管有一定的活动余地，更好地发挥肌束的调节作用。

三、输尿管的血液供应

上 1/3 段输尿管由肾动脉分支供应，中 1/3 段由腹主动脉、髂总动脉、精索内动脉或卵巢动脉、子宫动脉的分支供应，下 1/3 段由膀胱下动脉分支供应。这些输尿管动脉到达输尿管内缘 0.2 ~ 0.3cm 处时，均分升降两支进入管壁。上下相邻的分支相互吻合，在输尿管的外膜层形成动脉网，并有小分支穿过肌层，在输尿管黏膜层形成毛细血管丛。因此，切断任何一段输尿管对断端的局部血供并无大影响。但在输尿管损伤后或二次手术时，由于已发生严重粘连，剥离困难，勉强游离会造成浆肌层损伤，这样将严重影响局部血供。输尿管腹部的静脉与动脉伴行，分别经肾静脉、睾丸（卵巢）静脉、髂静脉等回流。

第四节　输尿管生理学

输尿管的蠕动起于起搏细胞。输尿管壁肌细胞之间的紧密联合，可传导电活动（起搏传导），所引起的形态学上的改变与肌收缩结果相符。去掉神经作用后，输尿管仍能自律地连续动作。研究表明，在输尿管蠕动时测出的细胞动作电位，也支持这一学说。

起搏细胞的启动可能是尿液或其他刺激使起搏细胞兴奋，细胞内的钾、钠、钙离子渗透细胞膜（即钾离子向细胞外移动，钠、钙离子向细胞内移动），引起膜的去极及复极而产生电活动，并在细胞与细胞间传导。

正常情况下输尿管蠕动开始于电活动，起搏部位在肾近端集合管、肾盏、肾大盏，甚或肾盂近端一部分。一部分起搏细胞丧失（手术切除），其他起搏细胞继续工作。如果所有起搏细胞遭到破坏，则由接近肾盂的输尿管处起隐性起搏作用，如果肾盂及输尿管连接部也被破坏，则产生一种低节律的蠕动。起搏后的电活动经细胞间下传到肾盂、肾盂输尿管连接部及输尿管，下部输尿管出现有节律的蠕动收缩。

在正常尿流时，肾盂收缩同时有电启动活动，其频率为 6 次 / 分。收缩先传到肾盏壁，使肾乳头部的尿液顺利排出，并有保护肾实质免受肾盂传来的反压力作用。随后起搏电活动布满肾盂，在肾盂输尿管连接处受阻，但因此时肾盏电活动频率高于肾盂输尿管连接部，故尿液仍不断排出而在肾盂内仅稍做停留。压力逐渐增高，尿流量也增加，此时肾盂输尿管连接部阻力休止，肾盏与该部的电活动一致，尿液经过该部进入上段输尿管。

电活动再由输尿管近端开始，从一个肌细胞传到另一个肌细胞，速度是 2 ～ 6cm/s，电活动引起的蠕动波，也是 2 ～ 6cm/s。由此推进尿流，最终进入膀胱。

尿液在输尿管传输过程中，尿液呈股状输送，在尿股部一段输尿管收缩使管壁完全对合以使尿股向下输送。正常输尿管的压力是 0 ～ 490kPa（0 ～ 5cmH$_2$O），收缩波的压力 5.88 ～ 19.6kPa（20 ～ 60cmH$_2$O），尿液一股一股地进入膀胱。在正常情况下输尿管膀胱连接部有活瓣作用，尿液只能排入膀胱，而不能反流至输尿管。

排出的尿流过大时，输尿管压力及蠕动频率均增加。此时尿液可连续而非一股一股排出，如果排尿功能有障碍，则出现尿流淤滞及输尿管扩张，尿流加速更明显。尿流过多时，也影响输尿管的传输能力。当输尿管肌肉的连续性中断或异位起搏点的兴奋性过度增高时，可产生逆蠕动。

（毛　昕　张庆松）

第2章
输尿管疾病概论

第一节 概 述

输尿管疾病主要包括有输尿管炎性疾病、输尿管结石、输尿管肿瘤、输尿管畸形、输尿管损伤、输尿管周围病变、输尿管动力疾病等。

一、输尿管炎性疾病

输尿管炎性疾病主要包括输尿管结核、原发性非特异性输尿管炎、继发性非特异性输尿管炎、腺性囊性输尿管炎、黄色肉芽肿性输尿管炎、气性输尿管炎、放射性输尿管炎等。各种输尿管炎症很少单独发生，多为肾盂感染或输尿管周围感染的一部分。根据病程又分为急性输尿管炎和慢性输尿管炎。

二、输尿管结石

输尿管结石约占上尿路结石的 65%，90% 以上是在肾内形成而降入输尿管，除非有输尿管梗阻病变，否则，原发于输尿管的结石是很少见的。所以，输尿管结石的形成机制和基本病因与肾结石相同。与肾结石相比，通常输尿管结石体积较小，但因为输尿管管腔是一条自上而下逐渐变细的很狭小的通道，最狭窄处直径只有 2 ～ 3mm，所以结石容易嵌顿，而一旦嵌顿，不仅会产生更严重的临床症状，而且会出现完全性或不完全性输尿管梗阻，引起上尿路积水和肾功能损害。输尿管结石导致的急性症状常是泌尿外科急诊的重要原因之一。因此，与肾结石相比，输尿管结石的危害性更大。

三、输尿管肿瘤

输尿管肿瘤分为原发性和继发性两种，原发性肿瘤起源于输尿管本身，继发性则来源于肾脏和膀胱肿瘤的种植或来自身体其他部位肿瘤的输尿管转移，包括来自直肠和子宫等邻近部位肿瘤的直接浸润。输尿管肿瘤大部分为恶性肿瘤，其中 97% 以上为上皮肿瘤（90% 以上为尿路上皮癌），其余为鳞状细胞癌、腺癌。非上皮性肿瘤包括平滑肌肉瘤、血管肉瘤等罕见。输尿管息肉和乳头状瘤等良性病变较为少见。

四、输尿管畸形

输尿管畸形主要包括肾盂输尿管连接部梗阻、重复肾盂输尿管畸形、下腔静脉后输尿管、巨输尿管症、输尿管囊肿、输尿管憩室、输尿管瓣膜、髂动脉后输尿管、输尿管闭锁及发育不全、输尿管远端闭锁及先天性巨大输尿管积水、输尿管异位开口等。输尿管畸形疾病往往会直接影响患者的肾功能。这种先天性发育异常的临床表现各异，可表现为急性临床症状，也可无明显的临床症状，呈现隐匿性疾病进展。通过对胚胎学、解剖学、生理学等相关方面的研究，提高对该类疾病的认识。随着泌尿外科各种重建手术技术的开展与提高，该类疾病得到了较好的临床治疗效果。

五、输尿管损伤

输尿管损伤包括外伤性损伤和医源性损伤。输尿管外伤性损伤少见，医源性损伤更为多见。近几年，由于盆腔肿瘤和妇科肿瘤的发病率逐年上升，手术根治性切除的范围越来越广泛，输尿管损伤的发病率逐年上升。且在盆腔肿瘤的栓塞治疗中，也遇到较多因栓塞范围过广，而致输尿管缺血坏死的病例。

输尿管损伤如果及时发现与处理损伤，通常预后较好；如果发现较晚或处理不当，不可避免的会发生尿外渗、感染、上尿路梗阻等；如果发生严重并发症，甚至可危及生命。因此，对于输尿管损伤，必须引起重视。

六、输尿管周围病变

输尿管周围病变包括特发性腹膜后纤维化、继发于其他疾病的腹膜后纤维化、放疗诱发的腹膜后纤维化、腹膜后炎症感染和脓肿、腹膜后出血和血肿、原发性腹膜后肿瘤、继发性腹膜后肿瘤、腹膜后其他肿块、盆腔脂肪增多症、血管疾病、胃肠疾病等。

七、输尿管动力疾病

输尿管主要的生理功能是将肾盂尿液输送进入膀胱，但输尿管并非简单一般意义的尿液流经管道。输尿管不仅能通过本身的肌肉有节律蠕动主动将尿液间断推送进入膀胱，而且输尿管末端结构还能避免膀胱收缩排尿时，尿液反流进入输尿管，包括输尿管动力性梗阻、膀胱输尿管反流。

第二节 临床症状及体征特点

一、临床症状

1. 疼痛 疼痛是输尿管疾病的常见症状，可表现为腰部、腹部、腹股沟区、阴囊及会阴区的疼痛，可为绞痛、刺痛、胀痛及钝痛，可呈间歇性发作或持续性发作。

当输尿管由于各种疾病引起梗阻时会出现不同程度的疼痛症状。由于结石或血凝块等因素引起输尿管急性梗阻时可以引起剧烈的疼痛。疼痛的部位往往就是梗阻部位。右侧输尿管中段梗阻引起的疼痛可以与右下腹的阑尾炎相混淆，左侧输尿管中段梗阻则易与肠道憩室炎相混淆的疼痛，疼痛可放射到男性的阴囊或女性的会阴区。输尿管的慢性病变很少引起疼痛。只造成轻度梗阻的输尿管肿瘤及结石也很少引起疼痛。输尿管结石疼痛的程度与结石的大小无关，大的但无梗阻的结石可能完全没有症状，小结石却可引起剧烈的疼痛。

2. 血尿 血尿是指尿液中红细胞异常增多（离心沉淀尿中每高倍镜视野 ≥3 个红细胞，或非离心尿液超过 1 个或 1h 尿红细胞计数超过 10 万或 12h 尿沉渣计数超过 50 万），分为肉眼血尿和镜下血尿。由输尿管疾病引起的血尿一般为全程血尿，可以为肉眼能看到的肉眼血尿，也可以为肉眼不能发现的镜下血尿。肉眼血尿的颜色多为暗红色或深褐色；若出血量大，可呈鲜红色，此时尿液中可出现蚯蚓状的凝血条。

由结石引起的血尿，一般都出现在输尿管绞痛之后。由输尿管肿瘤引起的血尿通常无明显疼痛症状，这种血尿多呈间歇性发作。当出血量大并在输尿管内形成血凝块时，也可出现输尿管绞痛。

3. 脓尿　脓尿指尿液中含有大量的变性的白细胞，即脓细胞。脓尿严重时，尿液可呈乳白色，甚至有脓块。一般的尿路感染，尿常规化验可见尿中有白细胞数量增加，严重时可表现为脓血尿。

输尿管疾病（结石、肿瘤、创伤、梗阻、异物等）合并尿路感染时可出现不同程度的脓尿。对尿液进行细菌培养，尿液中细菌计数 $> 10^5/ml$ 认为是感染，细菌计数 $< 10^3/ml$ 则认为是污染，细菌计数介于 $10^3 \sim 10^5/ml$ 则需再做培养以明确诊断。

4. 尿路刺激症状　输尿管有炎症时，可以出现尿频、尿急、尿痛及耻骨上区不适的尿路刺激症状。当输尿管结石位于输尿管下段及膀胱壁内段时，也会通过神经反射引起尿路刺激症状，在男性甚至可沿尿道放射到阴茎头。

二、临床体征特点

由于输尿管位于腹后壁脊柱两侧，输尿管是不能被触及的。

当输尿管疾病局部形成肿块时往往不能被及时发现，输尿管疾病已存在很长的时间后，临床医师在体格检查中才可能发现肿块。晚期输尿管肿瘤进展到局部转移时，可在局部触及肿块，也可引起压痛。

输尿管有结石或有炎症时，局部也可有压痛。对输尿管下段的结石，除可在输尿管走行区查及压痛外，偶可经直肠或经阴道（女性患者）触及结石。

当输尿管扩张积水、输尿管先天性畸形（如巨输尿管、输尿管囊肿）时，临床医师很难触及输尿管。

输尿管有结核时，如果患者体型较瘦，则可触及增粗僵直、呈条索状的输尿管。

输尿管压痛点：①上输尿管点，位于腹直肌外缘平脐水平；②中输尿管点，位于髂前上棘与脐连线外中 1/3 交界点之下内 1.5cm 处；③下输尿管点，可经直肠或阴道双合诊进行检查。

第三节　实验室检查

一、尿液常规检查

尿常规检查是泌尿外科最常用的检查项目，在输尿管疾病的诊断中也同样有重要的价值。在输尿管疾病时，尿常规检查主要关注以下问题。

1. 颜色 正常人尿液可呈无色至深琥珀色并且清澈透明，变化较大。尿液的颜色及透明度与尿液的浓度及尿液酸碱度有一定的关系。血尿为鲜红色或红茶色。血尿、脓尿等对尿液的颜色及透明度也有一定的影响。如果尿中有脓细胞、细菌、真菌、乳糜、结晶体，可使尿液外观浑浊。尿液久置后因化学反应也可变得浑浊。

2. 浊度 尿液排出时多较清亮，久置后可呈浑浊。碱性尿易出现磷酸盐沉淀。酸性尿易出现尿酸盐沉淀。脓尿呈浑浊状，也可因细菌中的尿素酶将尿素转化为氨使磷酸盐沉淀引起尿浑浊，但不太常见。

3. pH 尿 pH 的正常范围为 5.5 ～ 6.5，尿 pH 4.5 ～ 5.5 为酸性尿，pH 6.5 ～ 8 则为碱性尿。肾结核患者的尿液则常呈酸性。持续碱性尿易发生磷酸盐（磷酸钙、磷酸镁胺）结石。高尿酸血症患者持续酸性尿易发生尿酸结石。临床上常通过调节尿 pH 来预防结石和促进药物排泄以减轻药物的肾毒性作用。

4. 尿液光学显微镜检查 将新鲜尿液进行离心、分离，取尿沉淀进行检查，主要对红细胞、白细胞、上皮细胞管型、结晶体等检测。

（1）红细胞：正常尿一般为 0 ～ 3 个 /HP。＞ 3 个 /HP 即为异常。尿色正常，出血量低于尿量 1/1000 者为镜下血尿。出血量多，尿呈红色，为肉眼血尿。红细胞增多常见于输尿管结石、炎症、结核、肿瘤、息肉等。

（2）白细胞：正常尿一般为 0 ～ 5 个 /HP。＞ 5 个 /HP 即为异常，提示存在炎症；当输尿管感染时白细胞可大量增多，称为脓细胞。

（3）结晶体：对于输尿管结石患者，尿中出现结晶体可以给诊断提供极好的线索。

尿液标本的收集以清晨第一次尿最为理想，因晨尿较为浓缩和偏酸性，有形成分相对多而且比较完整，无饮食因素干扰，不影响尿液的化学测定，但门诊患者往往只能收集任意一次尿的标本。尿液的标本量一般只需 10 ～ 20ml，但有些检查的标本量要根据试验需要，如尿脱落细胞检查就需尿液至少 50ml。如因特殊检查需要，则需根据试验具体要求，收集不同时间内尿液。如尿电解质测定等都需留 24h 尿，经充分混匀后留取其中一部分尿液。

二、尿三杯检查

当发现血尿、脓尿时，应做尿三杯检查。根据排尿过程中红细胞或白细胞在尿中出现的时间不同，对血尿或脓尿的来源和病变部位做出初步诊断。标本采集方法：清洗外阴及尿道口后，嘱患者连续排尿，将最初 10 ～ 20ml 尿留于第一杯中，中间 30 ～ 40ml 尿留于第二杯中，终末 5 ～ 10ml 尿留在第三杯中，分别送检。如果第一杯尿液异常且程度最重，提示病变在前尿道；如果第三杯尿液异常且程度最重，提示病变在后尿道、膀胱颈部或三角区；如果三杯均异常，提示病变在膀胱颈以上部位。输尿管来源的异常改变应该出现为全程尿液均异常。

三、尿液的细菌学检查

1. 尿液细菌学检查标本的收集　严格遵循无菌操作，取中段尿。最好在用药前或停药 2 天后，取晨尿。先用无菌清洗外阴及尿道口，男患者可自行排一段尿后，接住其余部分做检查用；女患者用导尿法。必要时采取膀胱穿刺或输尿管插管收集分侧肾盂尿。留中段尿于无菌瓶中，盖消毒棉塞立即送检，4℃下少于 8h 保存。

可将新鲜中段尿标本离心后，尿沉淀直接涂片做革兰染色检查细菌。健康人的尿涂片无细菌。若每个高倍视野下可见 1 个或更多细菌，则相当于 10^5/ml，表示存在菌尿。涂片法菌尿检出率可达 80% ～ 90%。女性患者若尿检发现较多扁平上皮细胞，说明有阴道分泌物渗入，虽有多数细菌但不能确定为菌尿，应冲洗外阴后再留尿检查。

中段尿培养是诊断尿路感染十分重要的试验方法。它不但可以确定哪一种细菌感染，而且能做菌落计数和进行药敏试验。培养出细菌数 > 10^5/ml 为感染，< 10^3/ml 多为污染，细菌计数在 10^3 ～ 10^5/ml 不能完全排除感染可能，必要时需要复检。细菌计数 > 10^5/ml，应同时做药敏试验，供选择用药时参考。

2. 结核杆菌检查　留取晨起第一次尿液，离心后做涂片染色找抗酸杆菌，连续查 3 天，以获得阳性结果。必要时取新鲜尿 15ml，取沉渣做结核杆菌培养或动物接种，此方法可靠性强，但所需时间太长，约 8 周。

四、肿瘤标志物的检查

由于输尿管肿瘤、肾盂肿瘤和膀胱肿瘤多为移行上皮细胞发生的肿瘤，统称为尿路上皮性肿瘤。尿路上皮肿瘤的标志物一般统一使用。

尿脱落细胞检查是临床上应用最多的尿路上皮肿瘤标志物方法，尿脱落细胞需连续检查 $2 \sim 3$ 次，应用吖啶橙染色荧光显微镜方法可明显提高脱落细胞检查的阳性率。但受炎症、血尿等因素影响，也可发生假阳性，其发生率在 5% 以下。对可疑上尿路上皮性肿瘤者，也可通过输尿管逆行插管采集尿液做细胞学检查，以提高诊断的阳性率。

目前国外已批准多种用于诊断和术后监测的肿瘤标志物，如膀胱肿瘤抗原（bladder tumor antigen，BTA）、核基质蛋白 -22（nuclear matrix protein 22，NMP22）、免疫细胞学（immunocytology，uCyt+）和荧光原位杂交技术（fluorescence in situ hybridization，FISH）等，其中 FISH 的特异度和尿脱落细胞学基本相当，且具有更高的灵敏度。

五、血液的检查

1. 肾功能检查　血肌酐（Cr）及血尿素氮（BUN）测定对估计输尿管疾病对肾功能影响有重要的价值。

2. 血生化检查　血电解质检查对寻找泌尿系结石患者可能存在的代谢因素有一定的帮助，如高钙血症、高尿酸血症等。

第四节　内镜检查

一、膀胱镜检查

膀胱镜检查是检查膀胱疾病的重要方法，在输尿管疾病的诊断中也有重要的价值。一方面可以观察输尿管口的情况，如输尿管口的位置、数量、形态及蠕动情况等；另一方面可观察来自输尿管的病变，如出现在输尿管口的结石、肿瘤、囊肿、血块等。对血尿原因不清楚的病例，可在出现血尿时即刻做膀胱镜检查，以明确血尿的来源（来自膀胱或上尿路），可以确定来源的侧别（左侧、右侧或是双侧）。必要时还可通过膀胱镜做逆行插管,以及肾、输尿管造影。

二、输尿管镜检查

将输尿管镜经尿道、膀胱置入输尿管即可以观察输尿管乃至肾盂的病变。必要时还可行活组织检查、碎石治疗、冷刀切开、激光切除等操作。

第五节　活体组织检查

对输尿管的活体组织检查主要是通过输尿管镜来获取的，活体组织检查可用于诊断和治疗输尿管和肾盂内的肿瘤。

对经过 X 线检查及其他检查怀疑有输尿管肿瘤的患者，除非输尿管有急性炎症、输尿管扭曲、输尿管狭窄等不宜行输尿管镜检查的病变外，都可以通过输尿管镜行活体组织检查。

经输尿管镜了解病变部位、范围，通常输尿管和肾盂的乳头状移行上皮肿瘤形状很典型，用内腔镜观察即可肯定，如有疑问难以确定时，可经输尿管镜取活检。

肿块明显时用活检钳夹取；若只是黏膜表面粗糙充血钳取不方便时，可用活检刷在该处冲刷数次，然后收集冲洗液做细胞学检查。

（李延江　荆　涛　张铭鑫）

第 3 章
输尿管影像诊断

第一节　X 线 检 查

随着影像学技术的不断发展，CT、MR 等检查技术的广泛应用，X 线检查技术在输尿管疾病诊断中的作用似乎越来越小。因为 CT、MR 等检查技术可以提供断层图像，可以更加清晰地显示输尿管及邻近的结构，而 X 线检查只能提供一些间接征象（如输尿管是否受压、移位等征象）来诊断输尿管疾病。但是由于 X 线有优良的空间分辨率，同时检查方法简单、便捷，目前仍为输尿管疾病最基本的检查技术。伴随数字化医学影像学设备的进步，计算机 X 线摄影（computed radiography，CR）和数字 X 线摄影（digital radiography，DR）等新技术的应用，一改传统 X 线成像的方法，适应了图像处理、存档、传输及远程放射学和信息放射学的发展。

一、泌尿系 X 线平片

泌尿系 X 线平片（kidney ureter bladder，KUB）或称腹部 X 线平片，主要用于输尿管结石的诊断和定位。

（一）检查前准备

双侧输尿管走行于脊柱两侧，前方有胃肠道内容物的干扰，为获得满意的影像、提高输尿管结石的诊断阳性率，因此患者在 KUB 检查前需行肠道准备。肠道准备的方法：于检查前 1 天进少渣饮食，禁服重金属药物及使胃肠胀气的食物，摄片前晚服蓖麻油或番泻叶等轻泻剂导泻，摄片当日不进早餐。对于不能服用泻剂的，可行生理盐水高压低位灌肠，为避免灌肠留存气、液体的影响，应当于灌肠后 0.5 ～ 1.0h 后摄片。

（二）操作方法

常规取仰卧位或立位摄片，患者腹部可用气囊压迫，不用任何造影剂，做前后位 X 线平面投射摄片，投照视野为第 11 胸椎至耻骨联合。腹腔生理性钙化有时会误诊为输尿管结石，因此必要时可加做侧位片。

（三）诊断意义

生理情况下输尿管因与周围组织缺乏自然对比而不能清晰显影，KUB 一般用于诊断输尿管结石。但在诊断阳性输尿管结石时，需注意鉴别排除输尿管外高密度影（如粪石、血管石、肠系膜结核钙化灶）的干扰，这时需要侧位 X 线片的辅助诊断，阳性输尿管结石在侧位 X 线片上与脊柱重叠，而输尿管外高密度影（如粪石、血管石、肠系膜结核钙化灶）在侧位 X 线片多位于脊柱前方。

二、静脉尿路造影

静脉尿路造影（intravenous urography，IVU）是指经静脉注入造影剂后，造影剂经肾脏排泄，肾实质、肾盏、肾盂、输尿管、膀胱依次显影。

有两种机制可以使输尿管显影清晰：①注射造影剂前禁饮水可使垂体分泌较多的抗利尿激素致肾小管重吸收水机制增强；②机械性压迫双侧输尿管下 1/3 使其蠕动减弱，减慢输尿管中造影剂的排空速度。这些都可以使尿内造影剂含量增多，使输尿管显影更为满意。

（一）适应证

1. 凡疑有肾、输尿管、膀胱病变者均可行静脉尿路造影。

2. 受技术设备条件或病情限制不宜行逆行尿路造影时。

3. 泌尿系先天病变，如双肾盂、双输尿管逆行造影不能全部显示者。

（二）禁忌证

1. 对造影剂过敏及过敏体质者。

2. 中重度肾功能损害，酚红排泄试验 2h 总排出量在 10% 以下，血肌酐在 300μmol/L 以上。

3. 严重心功能不全者。

4. 多发性骨髓瘤患者。

5. 早期妊娠期间，除非有特殊需要，否则不做造影检查。

（三）检查前准备

1. 肠道准备同腹部 X 线平片检查前准备，检查当日禁食，造影前不应进较多液体，以免发生呕吐及不利于提高尿路中造影剂浓度。

2.造影前排空膀胱，避免遮掩下段输尿管。有时膀胱充盈会影响上尿路排空，造成输尿管梗阻的假象。

3.碘过敏试验

（1）球结膜试验：用稀释10倍的造影剂1滴，滴于一侧眼内，5min后对比观察双眼，如果试验侧球结膜充血、水肿、流泪则为阳性反应。

（2）口腔黏膜试验：滴造影剂1～2滴于舌下，10min后如有口唇麻木、舌肿胀、恶心、流涎、荨麻疹等为阳性。

（3）皮内试验：稀释10倍的造影剂0.1ml注射于前臂皮内，5min后如出现红晕直径超过2cm或出现伪足为阳性。

（4）静脉内试验：静脉注射同批次的30%造影剂1ml，15min后如有恶心、呕吐、喷嚏、咳嗽、胸闷、眩晕、心慌、荨麻疹等现象，则为阳性反应。

在各种过敏试验中，静脉内试验最为常用、可靠，但其危险性大，试验前须做好抢救准备。轻度变态反应一般无须治疗，多于短时间内自行消失。如需处理，可注射盐酸苯海拉明或盐酸异丙嗪。但应注意有时轻微反应是严重反应的先兆。中度反应：如荨麻疹、眶周水肿、轻度支气管痉挛等，需皮下或肌内注射肾上腺素；如果需要，可重复注射，不宜用抗组胺制剂。重度反应：需及时抢救。由于可发生迟缓反应，应于造影前1天做好过敏试验。

（四）操作方法

排泄性尿路造影可分为常规法及各种改良方法。

1.常规静脉尿路造影　是最常用的方法。做造影前必须先行KUB X线平片检查。造影时多取仰卧位，先以橡皮球等压迫器置于两侧下腹部髂前上棘内侧、腹中线旁，压迫双侧输尿管。静脉注射造影剂20ml，造影剂多用60%或76%泛影葡胺或其他非离子型造影剂。造影剂应于5min内注射完毕。摄片应于注射后10～20min完成，一般在注入造影剂后7min和15min各摄一片，观察肾盂肾盏显影情况，如显影满意，解除腹部压迫，立即摄一张全泌尿系片。仰卧位摄片完后，可加拍俯卧位片，可使造影剂更好的充盈输尿管和腹侧肾盂肾盏。观察到造影剂进入膀胱后，嘱患者做排尿动作，可了解有无输尿管反流。

2.双剂量、大剂量静脉尿路造影　常规剂量造影剂不能取得满意显影效果时，可加大造影剂注射剂量。双剂量法系注射常规造影的2倍剂量造影剂后按常规法摄片。大剂量静脉尿路造影前无须禁饮水，不做腹部加压，用60% 或 76% 泛影葡胺以 2ml/kg 体重剂量，加等量生理盐水混匀，在 5 ～ 8min 静脉滴注完毕，分别于滴注后的 10min、20min、30min 各摄全泌尿系片。对于肾功能受损或尿路梗阻和过度肥胖而使显影不佳的患者，加大造影剂剂量通常可获得满意效果。

3. 延迟静脉尿路造影　若按常规造影时间摄片尿路显影不佳，可延迟摄片时间，推迟至 30min、45min、60min，甚至更长时间摄片，直到获得满意的摄片效果。

（五）诊断意义

正常输尿管管腔充盈对比剂后显影，长约 25cm，上端与肾盂相连，在腹膜后沿脊椎旁向前下行。进入盆腔后，在骶髂关节内侧走行，过骶骨水平后再弯向外，最后斜行进入膀胱。输尿管有 3 个生理狭窄区，即与肾盂相连处、跨越髂血管处和穿过膀胱壁处。输尿管腔的宽度因蠕动可有较大变化，但一般表现为左右各一条宽 3 ～ 4mm 的条形影，边缘光滑，走行自然。

输尿管异常显影主要可见如下。

1. 输尿管数目、位置变化　多由于先天发育异常造成。输尿管位置异常多为异位肾或游走肾所致。输尿管数目增多为重复输尿管畸形，可以是单侧或双侧，可为全程重复也可为部分重复输尿管；数目减少多为先天缺如或手术切除后所致。

2. 输尿管受压、变形、移位　此类表现多由输尿管周围的肿块压迫导致，如肿瘤或脓肿、血肿等压迫造成；但也可见于先天性发育异常，如肾旋转不良、腔静脉后输尿管等。

3. 管腔内充盈缺损　见于输尿管肿瘤及结石、血块，也可为结核造成的串珠状充盈缺损。

4. 输尿管扩张　提示有泌尿系梗阻存在，原因多而复杂。较常见的原因有输尿管腔内的结石、占位引起的梗阻，输尿管外压迫造成的梗阻，各种因素造成的输尿管管腔狭窄，输尿管囊肿等先天性疾病，以及下尿路梗阻造成输尿管反流。

三、逆行肾盂造影

逆行肾盂造影（retrograde pyelography，RPG）亦称逆行尿路造影，是在膀胱镜下将输尿管导管插入输尿管肾盂内，逆行注入造影剂来显示肾盂和输尿管的造影方法。在静脉尿路造影技术较为完善之前，逆行尿路造影是显示尿路病变唯一有价值的方法。随着静脉尿路造影技术的改善和提高，逆行肾盂造影的诊断地位有所降低，现多只作为选择性检查方法使用。

（一）适应证

1. 肾功能不全或肾衰竭不宜行静脉法造影时或静脉法尿路显影不满意。

2. 多次静脉尿路造影，显影不满意。

3. 需观察输尿管全程者。

4. 不宜行静脉注射造影剂者。

（二）禁忌证

1. 尿道狭窄、膀胱容量过小不能行膀胱镜检查和下尿路急性炎症。

2. 尿路梗阻或淤积作为相对禁忌证，因造影剂存积于上尿路内可能发生严重反应。

（三）操作方法

肠道准备同 IVU 检查，但无须禁水，其他准备同膀胱镜检查。首先在膀胱镜下将输尿管导管分侧插入输尿管内，应注意双侧同时插管时，须留置不同颜色导管以区分侧别。输尿管插管需要技术熟练者实施，插管过程中动作要轻柔，切忌暴力，以免损伤输尿管。一般用 4～5F 导管，插入长度以 25～27cm 为宜，导管末端置于肾盂内。输尿管导管有透 X 线和不透 X 线之分，现多采用不透 X 线导管。留置导管后，经导管缓慢分侧注入 10%～30% 泛影葡胺 7～10ml，如果有肾盂积水存在则需加大造影剂量，以患者略感肾区胀痛为宜。透视下观察肾盂肾盏显影满意后，边缓慢拔除输尿管导管，边推注造影剂，显示整段输尿管。

对于阳性结石及高密度病变，可抽出造影剂后注入空气造影，可更好的显示病变。当疑有肾盂或输尿管积水时，可行延迟逆行肾盂造影，即在常规逆行肾盂造影后拔除导管，让患者站立 5～20min 再摄片，以观察上尿路造影剂的排空情况。若肾盂或输尿管内仍留有造影剂，在排除因插管造成的输尿管或输尿管肾盂连接部痉挛因素外，即使形态上无肾盂积水表现也可确定肾盂或输尿管存在梗阻。

（四）诊断意义

逆行肾盂造影意义与静脉肾盂造影类似，主要用于静脉肾盂造影不满意或疑有问题需进一步确定者。同静脉尿路造影相比，逆行肾盂造影有如下的优点：①人工控制注入较高浓度造影剂，肾盂和肾盏各部均可充盈良好，较静脉法更为清晰；②易于显示尿路结石、肾盂肾盏内肿瘤或其他充盈缺损，以及肾盂或输尿管梗阻性病变；③用于肾衰竭患者，可清楚显示出集尿系统的解剖形态；④肾动脉栓塞或血栓形成后，静脉法不能奏效、若逆行造影显示为正常的集尿系统，可以提示诊断；⑤可以较好地显示输尿管全程和其内的充盈缺损；⑥对于重复输尿管、输尿管囊肿等病变，可于膀胱镜下直接观察到异位输尿管开口及囊肿等。

第二节　B 超 检 查

超声波检查，是利用向人体内部发射超声波并接受其回声讯号，将所显示的波形及图像（回声图）来进行疾病检查，为近 30 年来在现代电子学发展的基础上将雷达技术与声学原理结合起来应用于临床医学方面的一种新型诊断方法，并已成为现代医学重要的检查手段之一。目前使用最广泛的为 B 超检查（brightness mode ultrasound，B-mode ultrasound），即实时二维超声，是当前输尿管超声检查的主体部分。

一、超声检查的基本原理

声波是某种物质（气体、液体、固体）的机械性振动，以波的形式向周围传播，其每秒钟波动的次数（频率）以赫兹（Hz）为单位。当声波的频率在 16 万～2 万 Hz 时，可以听到声音，当声波的频率超过 2 万 Hz 时，人耳感觉不到声音，称为超声波。

（一）超声波的物理特点

超声波频率高、波短、有良好的方向性，并具有类似光波的特性，其物理特点如下。

1. 束射性或方向性　即在人体内透过时能按一定方向成束放射，有良好的直线性，医学上即利用这种特性来探测声束透过方向的组织或脏器内情况并定位。

2. 反射和折射性　超声波在人体透过时遵循反射和折射的规律。当超声波通到两种声阻(声速 × 密度)不同组织或器官的界面时,就发生反射和折射。

两种组织或器官的声阻差越大，反射越强，透过第二种组织的声能亦越小。人体内各种不同的组织、器官有不同的声阻，超声波对两种相邻组织的密度很敏感，即使两者的声阻差别在 0.1% 以下，仍能将此界面反射出来。

3. 被吸收性　超声波在各种组织中透过时，随着传播距离的增加，声波强度逐渐减弱。此乃因声波的能量为组织所吸收，以及声波本身由于扩散面积增加，声能密度相应地减少所致。在固定的声速，波长与频率成反比，即频率高的声波被物质吸收较多，传送距离亦较短。而同一频率声波的被吸收性，与所透过组织或器官包含内容的性状有关，透过气体时被吸收多，传播最短，在液体中被吸收较少，而在固体中被吸收最少，因而传播也最远。

4. 衰减　指超声波透过组织、器官的过程中被吸收后声能的衰减。以正常组织衰减最少、炎症次之、癌组织衰减最大。超声波透过正常组织时，由于不同脏器和组织对超声波的吸收、衰减、声阻、反射面形态，以及血液流动速度与血管搏动的不同，而引起不同的反射规律，这些规律可通过示波屏显示出来。如正常组织发生病变，可改变原来声学性质，影响超声波的规律，也可在示波屏上显示出来，作为诊断疾病的依据。

（二）超声波透过人体的特征

1. 超声波一般不能穿透肠腔，因为肠腔内有气体，而气体与其周围组织的密度差异很大，几乎可以造成全反射。

2. 超声波可完全在液体中透过，无论是何种体液均易透过。在气体与液体两种截然不同的性状之间有不同的组织密度，其反射波也不相同。

3. 超声频率愈高，穿透组织力量愈弱，故须根据所拟探查的脏器，选用不同频率的探头，泌尿系超声常用频率为 3 ～ 10MHz 的探头。

4. 肥胖并不影响超声探查，因超声可以透过脂肪层并可测量其厚度，但遇较大的肿块因其厚度，示波可能受到影响而不清楚。

（三）人体不同组织的回声特点

1. 皮肤　不论采取直接接触式还是水耦合方式扫描检查，皮肤均呈线状强回声，当皮肤出现增厚、变薄或凹陷等改变时，只有用水耦合的检查方法才能显示出来。

2. 脂肪　其回声强弱不同。皮下组织和体内层状分布的脂肪呈低回声，与包盖它们的筋膜之间形成明显的线状强回声分界；在某些解剖结构或肿瘤组织中，当脂肪与其他组织成分混杂分布时，常呈现强回声反射。

3.纤维组织　反射的强弱取决于纤维组织的排列方式及其中是否混有其他成分：当纤维组织在与其他成分交错分布时，其反射回声强；而排列均匀的纤维瘤回声则较弱，一股纤维组织的衰减程度较明显。

4.肌肉组织　其回声较脂肪组织强，质地较粗糙。

5.血管　形成无回声的管状结构，动脉常显示明显的搏动。在加大增益的条件下可以见到管腔内细小的细胞流动产生的点状散射回声。

6.骨组织、钙化或结石　可以形成很强的回声，其后方伴有声影。

7.实质脏器　一般形成较均匀的低回声。

8.空腔脏器　其形状、大小和回声特征常因脏器的功能状态改变而不同，可随充盈状态的不同而有不同的特点。

二、B 超工作原理

B 超成像的主要原理与过程为将单条声束传播途径中遇到的各个界面所产生的一系列散射和反射信号，在示波屏时间轴上以光点辉度表达。

B 超诊断仪主要由换能器即探头和发射电路、接收电路、显示系统等组成，换能器发出的超声波声束射入人体，进行连续有序的扫描，当遇到不同声阻抗的邻近界面时产生回声，回声信号经换能器接收并转化为电子信号，接收系统将这些电子信号接收放大并经一系列处理转换为视频信号在显示器上以辉度显示。人体内不同器官、不同组织结构产生的回声经超声扫描构成反映相应人体切面的声像图，回声的强弱在声像图上以光点的明暗显示。图像的清晰度与光点的疏密和明暗等级有关。单位面积光点越多，图像就越清晰，而光点的明暗等级越多，图像层次越丰富。仪器的灰阶度反映光点明暗等级。

根据成像和显示方式不同，可将 B 型超声显像仪分为静态成像与实时成像；按扫描动力方式区分：手动扫描、机械扫描与电子扫描等；按扫描图像形态区分：有扇形、线阵形与弧形等。

三、检查方法

超声检查输尿管多采用频率为 3.5～5MHz 的探头，小儿检查宜用 5MHz 的探头，可提高其分辨力。输尿管超声检查以空腹为宜，检查前排空粪便。为避免肠气的干扰，肠气较重者检查前应做必要的肠道准备。检查前需适度充盈膀胱作为透声窗。

（一）检查体位及途径

输尿管超声检查应采用不同途径做分段探查。

1. 侧卧位经侧腰部检查，首先找到积水的肾盂，然后沿肾盂找到扩张的输尿管并循输尿管下行，可显示输尿管积水的部位。

2. 仰卧位经腹壁探测，可于腹主动脉或下腔静脉外侧 1～2cm 处寻找输尿管，下行追踪至髂动脉分叉处，在髂外动脉前方找到输尿管。其后输尿管进入盆腔，需以膀胱作为透声窗显示输尿管近膀胱段、壁间段及输尿管口。

3. 俯卧位经背部做纵向扫描，可以观察输尿管腹段部分。

4. 经直肠或阴道检查，可以更好的显示输尿管盆腔段及膀胱壁间段。

（二）声像图观察内容

1. 首先观察有无肾积水。对肾积水者，应向下追踪扫查，观察输尿管有无扩张，扩张的程度、范围和形态；扩张中断的位置有无梗阻性病变及其回声特征。

2. 观察输尿管无回声区的清晰度，有无点状或云絮状回声漂浮。

3. 对输尿管肿瘤，需观察周围组织有无肿瘤浸润及其他脏器有无转移性病灶。

4. 观察膀胱三角区处两侧输尿管口有无喷尿现象和喷尿的频率。

四、诊断意义

正常输尿管内径狭小，且多处于闭合状态，B 超难以显示。在使用利尿药及膀胱极度充盈时可以显示输尿管肾盂交界处和近膀胱段。正常输尿管内径不超过 0.7cm，接近 1cm 时不能排除有轻度积水，大于 2cm 时即可明确有输尿管积水扩张。扩张后的输尿管在 B 超下容易显示，表现为与扩张肾盂暗区相通的无回声管状结构。输尿管扩张即提示有输尿管病变存在，也可作为寻找病变的向导，扩张的末端多为病变部位。在输尿管扩张中断处可见结石、肿瘤、狭窄等引起梗阻的病因。结石表现为管腔内的强回声团，管壁回声正常；肿瘤表现为局限性软组织团块或管壁不规则增厚；炎性狭窄表现为管壁均匀性增厚。

B 超对于输尿管疾病的诊断作用有一定局限性，尤其不易显示一些细小的、尚未造成明显扩张的病变，但由于其具有安全无创、操作简便、重复性好、无放射性等优点，B 超仍是疾病筛选及随访的首选检查方法。

第三节　CT 检查

CT 是计算机断层扫描（computed tomography，CT）的简称。自 1972 年第一台 CT 扫描机问世以来，随着计算机技术的发展和扫描装置的不断改进，CT 成像技术飞速发展。目前 CT 扫描机已由第一代的平移旋转式间层扫描发展到第五代的螺旋式整体扫描，其扫描速度、图像质量及功能均有很大提高。

CT 图像是重建图像，为由黑到白不同灰度的像素组成，图像的像素愈小，数目愈多，图像愈清晰。CT 扫描时所取的层厚愈小，图像的分辨率愈高。CT 图像中一般最常用的是横断面图像，经工作站后处理后，可以获得冠状位、矢状位重建图像（图 3-1）。CT 图像内组织结构的前后、左右关系显示清楚，从根本上克服了普通 X 线检查所具有的组织、器官重叠的弱点。虽然 CT 的空间分辨率不如普通 X 线高，但密度分辨率比普通 X 线高 10 ～ 20 倍。如果人体内正常软组织或病变组织的密度差别在 0.5% 以上时，都能够在 CT 图像上辨别出来。

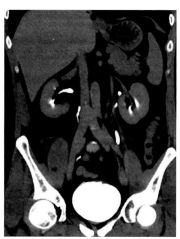

图 3-1　泌尿系 CT 造影冠状位重建图像

一、CT 平扫

CT 平扫是普通 CT 扫描，不用注射造影剂。检查前 3 天，禁服钡剂、钙或含金属药物。在进行 CT 平扫检查时须空腹。

（一）适应证
凡疑有肾、输尿管、膀胱病变者均可行 CT 检查。

（二）禁忌证
早期妊娠期间，除非有特殊需要，否则不做 CT 检查。

（三）操作方法

检查时除去金属穿戴物品后，将检查部位送入扫描架孔内先做定位图，然后嘱患者屏气后做横断面扫描。输尿管 CT 平扫检查宜取层厚、层距为 5 ~ 10mm。

（四）诊断意义

CT 平扫能分辨输尿管腹段的上中部分，在横轴为图形上输尿管呈点状软组织密度影，位于腰大肌前缘处。可以较为准确的诊断输尿管结石、积水或肿瘤等病变。

二、CT 增强扫描

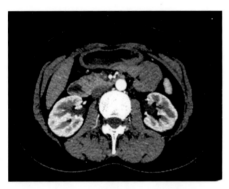

图 3-2　CT 增强检查皮质期图像

CT 增强扫描是指经静脉注入水溶性有机碘剂后再进行 CT 扫描（图 3-2 ~ 图 3-4）。

（一）适应证

凡疑有肾、输尿管、膀胱病变者均可行 CT 增强检查。

（二）禁忌证

早期妊娠期间，除非有特殊需要，否则不做 CT 检查；对造影剂过敏及过敏体质者。

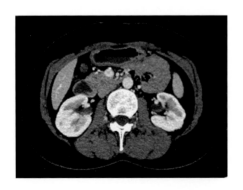

图 3-3　CT 增强检查髓质期图像

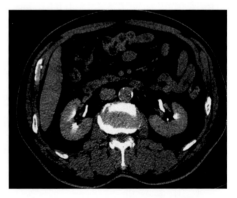

图 3-4　CT 增强检查分泌期图像

（三）检查前准备

需要做碘过敏试验，方法同 IPV。

（四）操作方法

注射完造影剂后，一般需要进行 3 次扫描。注射完造影剂 30 ～ 90s 为动脉期，输尿管管壁明显强化；90 ～ 120s 为静脉期，输尿管管壁强化程度减低；5 ～ 10min 为延时期，此期造影剂进入输尿管管腔。

（五）诊断意义

正常输尿管由于管腔细小，特别是输尿管下段在 CT 平片上很难观察，但增强 CT 图像上，由于输尿管管壁明显强化，与周围结构对比明显，输尿管中下段可以更加清晰的显示。增强 CT 检查对输尿管肿瘤的定位、定性有重要作用，同时可以显示输尿管与周围组织的关系，了解有无周围组织的浸润，对于手术方案的制订有重要的作用。特别是 CT 泌尿系造影（CTU）检查（图 3-5 ～图 3-7），可以获得输尿管的立体三维图像，并且可以任意旋转，较 IVU 可以提供更多影像学信息。

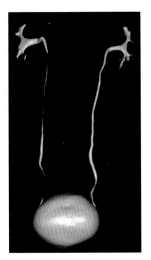 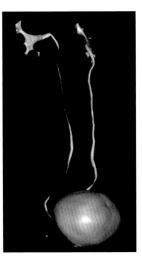 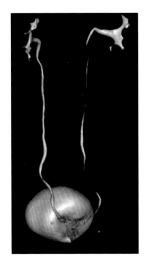

图 3-5　泌尿系 CT 造影 VR 重建图像 1　　图 3-6　泌尿系 CT 造影 VR 重建图像 2　　图 3-7　泌尿系 CT 造影 VR 重建图像 3

第四节　磁共振检查

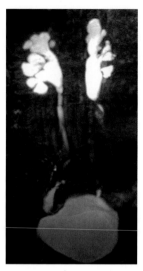

图 3-8　泌尿系 MR 造影重建图像

磁共振成像（magnetic resonance imaging，MRI）亦称核磁共振（nuclear magnetic resonance，NMR），是由核磁共振技术，图像重建理论和现代化计算机技术相结合的影像检查方法。它的软组织分辨率高，无电离辐射并且可以做任意三维空间的成像，对于输尿管疾病的诊断具有重要意义。近年发展的 MR 水成像（MR hydrography）应用于泌尿系检查，即 MR 泌尿系统造影（MR urography，MRU），补充了泌尿系统影像检查方法（图 3-8）。

一、常规 MRI 检查

MRI 扫描时间与成像时间较长（一般为 8 ～ 16min），因此，患者充分合作、制动是非常重要的。带心脏起搏器的，体内有金属夹、金属异物的患者都不能进行 MRI 检查，特别是带心脏起搏器的患者要远离 MRI 设备。泌尿系检查前应禁食 4 ～ 6h，检查输尿管时应于检查前 2h 适量饮水。

输尿管 MRI 检查常取冠状面图像，可以同时显示整段输尿管。患者取仰卧位，使用体部线圈，扫描范围应包括输尿管全长。目前常用的为自旋回波脉冲序列，行 T_1 加权扫描时选取的参数：TR 400 ～ 600ms，TE 10 ～ 25ms；T_2 加权扫描时取 TR 1800 ～ 2500ms，TE 90 ～ 120ms。

二、MR 泌尿系水成像

检查前准备同常规 MR 检查，但对于输尿管无梗阻或轻度梗阻的患者，检查前应口服或静脉滴注 20mg 呋塞米，并可于腹部对输尿管加压。为减少胃肠道液体信号的干扰，可于检查前口服阴性造影剂。

先行常规 MR 检查，然后用重 T_2 脉冲序列做轴面或冠状面的 T_2 加权成像。目前多采用重 T_2 快速自旋回波序列，加脂肪抑制剂和空间预饱和技术，先行冠状面薄层扫描获得源像，扫描视野要足够大，包括整个泌尿系，再用最大强度投影技术后处理和多平面重建，即得到泌尿系三维图像。

三、诊断意义

MRI 与 CT 相比：①优点。无 X 线辐射损伤；因其为多参数成像，较 CT 的单一参数成像可以明显提高软组织对比度；并可在不改变患者体位的情况下获取横轴位、冠状位、矢状位图像。②缺点。成像速度慢；对结石、钙化的分辨能力差。

常规 MRI 检查因其检查时间长、费用较高，以及对输尿管的显示不满意，所以在单纯输尿管病变的检查中较少采用，目前在输尿管疾病诊断中起重要作用的为 MRU 检查。

MRU 作为一项新的泌尿系无创伤检查方法，具有不需使用造影剂和插管、无放射线辐射、安全无并发症、不受尿路梗阻和肾功能损害程度的影响等优点。在 IVU 等其他检查有禁忌或诊断不明确时，MRU 是理想的替代检查方法。MRU 对诊断尿路梗阻的敏感性、特异性及对梗阻水平的定位均基本与 IVU 检查相同，但其图像的空间分辨率尚不如 IVU 及 RPG 检查，且难以显示较小的结石和黏膜微小病变。

（郝大鹏　李　杰）

第 4 章
输尿管炎性疾病

第一节　输尿管炎性疾病概论

各种输尿管炎症很少单独发生，多为肾盂感染或输尿管周围感染的一部分。急性输尿管炎（acute ureteritis）多伴发于急性下尿路感染或急性肾盂肾炎，病理改变表现为黏膜下大量酸性粒细胞浸润。临床主要表现为两侧腹肋部酸胀，可有血尿，并可引起输尿管狭窄。慢性输尿管炎通常由急性输尿管炎迁延而来，临床表现不明显，通常因扩张的输尿管所致的肾盂积水就诊。

一、病因

病原菌多为杆菌，也有厌氧菌感染的报道。国外文献报道，厌氧菌感染可引起输尿管的急性化脓性炎症并且可导致输尿管的急性坏死。若炎症破坏输尿管壁，则可引起输尿管周围积脓和尿外渗。临床上单纯的输尿管急性炎症比较罕见，多见于免疫缺陷人群，如接受器官移植患者、AIDS 患者等。BK 病毒引起的输尿管炎和 CMV 病毒感染引起的输尿管炎症状多无特异性。嗜酸性输尿管炎多发生于有过敏体质或过敏遗传背景人群。

二、诊断

临床上很少做出单纯输尿管炎的诊断，因其多伴发于急性肾盂肾炎和膀胱炎。临床表现多为肾盂肾炎或膀胱炎的症状，可出现腰部酸胀、尿频、尿急等局部症状，发热、无力等全身症状。影像学资料对诊断有帮助，尤其炎症累及输尿管周围组织或穿孔引起尿外渗时。病毒感染性输尿管炎的诊断主要依赖血清免疫学检查，并结合患者的特殊既往史，由于发病罕见，因此常不能早期诊断。

三、治疗

输尿管炎的治疗主要是针对病因的治疗，如有输尿管梗阻则应及时采取措施引流肾盂积水，在有输尿管坏死穿孔的情况下，采取手术探查和外科治疗是有必要的。

第二节　输尿管结核

结核病是一种极其古老的疾病，远在数千年前的埃及就已经有了结核病的传播。随着人民生活水平显著提高，营养状况的改善，随着农村医疗事业的发展和结核病防治工作的开展，我国结核病防治取得很大成绩，泌尿及男性生殖系统结核也随之显著减少。但是近年来随着人群流动性增加和结核杆菌耐药菌种的出现，结核病的发病率又有回升。结核病临床表现也变得更加不典型，为结核病的防治带来了更大的困难。

一、病因

8% ～ 15% 肺结核患者可发生泌尿系结核，泌尿系结核是占第二位的肺外结核。输尿管结核（tuberculosis of ureter）主要继发于肾脏结核，并且与肾结核合并存在，是泌尿系及男性生殖系统结核的一部分，一般不易诊断。泌尿系结核最先发生结核病变的是肾脏，而肾结核则继发于身体其他部位的结核病灶，肺结核是主要的原发病灶。原发病灶的结核杆菌经血液侵入肾脏后，在肾皮质形成双侧性多发病灶，当机体抵抗力强时可自愈，称之为病理性肾结核；机体抵抗力降低时则形成肾髓质结核并继续发展至肾盏、肾盂、输尿管和膀胱，出现临床症状，成为泌尿系结核。肾脏出现结核病灶后，结核杆菌可以随着尿液或直接沿着黏膜下层蔓延侵犯至输尿管，导致输尿管结核的发生。输尿管结核缺乏典型的临床表现，甚至无任何临床症状，以肾积水就诊居多，与输尿管狭窄相似（图 4-1），难以鉴别，由于就诊时间较晚，最终丢失肾脏。

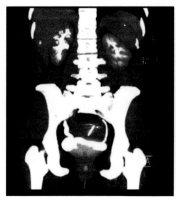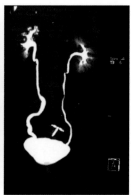

图 4-1 右侧输尿管结核 CT 影像

二、病理

输尿管是连接生成尿液的肾脏和贮存尿液的膀胱之间的管道器官，它的病变主要受到了上述两个器官的影响，同时影响肾脏尿液的排出，导致患肾积水和功能丧失。

1. 输尿管结核的病理特点　输尿管由于是肌性管道器官，因此其病理变化充分体现了结核增殖性病变的特点。输尿管感染结核菌后，输尿管黏膜、黏膜固有层及肌层首先被侵犯，结核结节在黏膜上形成表浅、潜行的溃疡，但随着炎症的发展和不断的纤维组织修复，输尿管管壁日渐增厚、变硬，管腔也逐渐狭窄，尿液排出受阻（图 4-2）。最容易受累的部位是输尿管的膀胱壁段，其次是输尿管下段，输尿管上段和中段受累较晚，此时往往是全程输尿管均受到累及，输尿管管径增粗 3 ～ 4 倍，呈不均匀的条索状，最终输尿管完全闭锁，尿液无法排出，患侧肾脏失去功能。

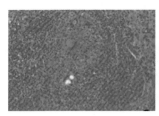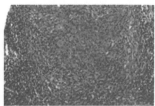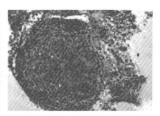

图 4-2 输尿管结核镜下切片（HE 染色 ×100）

病变组织中见有多灶状坏死，坏死组织周围细胞（上皮样细胞）灶状聚集，见有多核巨细胞，外周淋巴细胞包绕，间质大量慢性炎症细胞浸润

2. 对侧输尿管病变　结核菌可经肾输尿管下传至膀胱，结核结节最先出现在患侧输尿管口的周围，然后向他处扩散，蔓延至三角区、对侧输尿管开口并逐步累及整个膀胱。结核结节可相互融合，形成溃疡，溃疡可侵及膀胱肌层，引起严重广泛的纤维组织增生，使膀胱肌肉失去收缩的能力，容量缩小、膀胱挛缩。纤维组织的增生也可使输尿管口狭窄，或使输尿管口闭合不全，形成洞状，狭窄与闭合不全可同时并存。狭窄引起梗阻、肾积水，闭合不全则可使膀胱内感染的尿液反流至对侧肾脏，引起积水并感染健肾，使对侧肾皮质变薄，肾功能受损，部分患者甚至对侧肾功能比患侧结核肾脏还要差。

3. 肾自截　晚期肾结核可发生钙化。钙化常为严重肾结核的标志，先出现于较大脓腔的边缘，呈斑点状，而后逐渐扩及全肾，形成贝壳样钙化，使肾脏完全萎缩（图 4-3）。肾结核钙化的机制尚不明确。全肾钙化时，输尿管常完全闭塞，患肾的尿液不能流入膀胱，膀胱结核可逐渐好转愈合，膀胱炎症消失，形成所谓的肾自截，输尿管病变严重到一定程度，造成输尿管管腔完全闭锁，患侧肾脏尿液排出和生成均受阻停止，患有结核侧肾脏功能完全丧失；但同时患侧肾脏的结核菌也无法随尿液播散，膀胱等受累脏器结核病灶反而好转。在此种情况下，患肾的结核病灶逐步钙化，并被纤维包绕，成为静止性病灶，但其内部仍然有活的结核菌存在，成为潜在的感染播散灶。

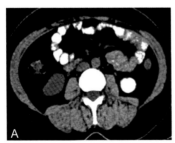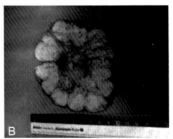

图 4-3　左侧肾自截 CT 影像及冠状面组织标本（A、B）

三、临床表现

泌尿系结核在早期往往无明显症状，只可在尿液检查时可发现异常，如尿液酸性，含少量蛋白，红细胞、白细胞阳性等。

1. 尿频　尿频常是肾结核患者最早出现的症状和就诊主诉。最初的症状是患侧肾脏排出的尿液中含有的结核菌和炎症细胞刺激膀胱所致；开始常表现为夜尿增多，然后随着疾病的发展，尿频症状日渐加重，并伴有尿急和尿痛，此时症状多是由于结核病灶已经影响了输尿管和膀胱，结核性炎症直接刺激所致。到了后期膀胱发生痉挛，储尿量低于100ml，会出现更加严重的尿频症状。肾结核患者尿频的症状具有发生最早、进行性加重和消退最晚的特点。少数肾自截病例可由于输尿管病变导致早期闭塞，膀胱结核病变好转，使得尿频、尿急、尿痛减轻。

2. 血尿　10%的患者在病程中可以出现肉眼血尿，常伴有尿频、尿急等症状，并有终末加重，系膀胱已经出现结核病灶所致。而镜下血尿更为常见，有60%～70%的患者可出现镜下血尿，这通常是上尿路结核病灶所致，膀胱可无病理改变。少数患者可由于上尿路病变而引起全程肉眼血尿。

3. 其他表现

（1）腰痛：结核晚期形成结核性脓肾或病变延及肾周围时可以出现患侧腰痛。对侧输尿管梗阻导致对侧肾积水时可出现对侧腰痛。

（2）全身表现：输尿管结核合并其他脏器活动性结核时可出现低热、盗汗、消瘦及贫血等症状。单纯性输尿管结核则很少出现此类症状。

四、辅助检查

1. 尿液检测

（1）尿常规检查：尿常规检查可以发现尿液中含有红细胞和白细胞，这是泌尿系结核最早的临床异常。虽然慢性膀胱炎症患者同样可能在尿液中存在红细胞和白细胞，但是尿液中长期存在红细胞和白细胞，而且尿液pH偏酸性，应高度怀疑泌尿系结核的可能性。

（2）24h尿沉渣找抗酸杆菌：采用加防腐剂的无菌容器留置24h尿液，离心后取沉渣进行抗酸染色，连续检测3d，如果发现抗酸杆菌即为阳性。24h尿沉渣找抗酸杆菌阳性率不高，另外检测结果只是证实抗酸杆菌的存在，而枯草杆菌和包皮垢杆菌等非致病菌同样属于抗酸杆菌，因此取样时应注意避免污染，导致假阳性结果出现。此种方法相对复杂，住院患者依从性尚可，可以采用此种方法，而门诊患者则宜以新鲜晨尿直接进行抗酸杆菌检测。

（3）尿结核杆菌培养：各种培养方法均有相对较高的阳性率，但培养标本采集过程中应注意无菌原则，避免污染，培养中也应注意抑制杂菌生长。

（4）尿沉渣动物接种：尿沉渣接种目前临床已经基本不用，因为此种方法不仅相对烦琐，而且其阳性率并不高于结核杆菌体外培养方法。

2. 血液检测

（1）红细胞沉降率：活动性结核病灶的存在，可以造成患者红细胞沉降率增快，但是红细胞沉降率正常并不能除外活动性结核的存在。

（2）抗核抗体：抗核抗体对于泌尿系结核诊断具有一定的参考价值，但不能作为确诊依据，它只能说明体内存在活动结核病灶或曾经有结核病史。

（3）T-SPOT 结核检测：是近年来发展的新技术，利用结核杆菌感染者外周血单核细胞中存在结核特异的活化 T 淋巴细胞分泌 γ- 干扰素而设计的 T 细胞免疫斑贴试验，通过对斑点进行计数推测体内存在的对结核杆菌反应的 T 细胞，判断结核杆菌感染。T-SPOT 结核检测在欧美国家已获准作为结核菌感染和结核菌潜伏感染筛查的重要检测项目。临床研究已证实其在活动性肺结核和肺外结核的敏感性、特异性均较高，且在联合免疫抑制应用的患者及结核潜伏感染者的诊断中，阳性率及准确率均显著优于其他检查手段。T-SPOT 结核检测对免疫正常的成年人活动性结核诊断的阳性率为 83% ~ 97%，综合准确率 90%；疑似肺外结核患者的前瞻性临床观察，T-SPOT 结核检测的诊断阳性率为 94%。因此，该项检测为临床不典型结核患者的早期诊断提供了帮助。

3. 影像学检查

（1）KUB X 线片：KUB X 线片上最重要的发现是肾区不规则钙化点的存在，输尿管结核性钙化很少见。另外，X 线胸片可以证实有陈旧性肺结核证据，X 线片同时可以确认腰椎结核存在与否。

（2）IVU：IVU 是泌尿系结核最有诊断价值的检查。大部分患者是通过 IVU 检查明确诊断。肾盂扭曲变形是最早期的变化，然后肾盂破坏，甚至不显影，输尿管显影不良造成输尿管扩张积水。IVU 同时还可以确定对侧输尿管情况，如已积水，表明输尿管下段也已受累。

（3）CT：CT 检查不仅可以确定输尿管梗阻部位，而且输尿管结核在 CT 上有相对比较特征性的变化。梗阻部位以上不仅管径增宽，而且管壁增厚，多数密度升高，如圆环一般（图 4-1），与一般的结石或肿瘤梗阻不同，输尿管管腔狭窄，表面不光滑结构，串珠样改变，输尿管僵硬。

4. 输尿管镜检查　输尿管镜检查及组织活检是确诊输尿管结核的依据。在早期输尿管结核的病例中，局部管腔由于结核病变较轻，管腔多未完全闭锁,通过输尿管镜行活检的阳性率较高。内镜下输尿管病变组织活检诊断输尿管结核价值有限,可能与镜下钳取的组织有关,可多选择钳夹黄色漂浮在管腔内的絮状组织进行病理检查。在早期输尿管结核中,局部输尿管管腔内结核病变仍以炎性病灶、溃疡形成为主,尚未有较严重的组织增生和纤维化改变,因此取组织活检发现结核的概率也相对大(图4-4)。但由于输尿管镜检中存在灌注高压的问题,有可能造成结核扩散,有国内学者报道过1例输尿管镜检结核性狭窄时穿孔病例,后腹腔严重感染,持续高热,抗结核治疗3周后病情方得到控制。因此,对于高度怀疑输尿管结核者,应先通过短期抗结核治疗防止病情进展,在此基础上再进行有创检查。

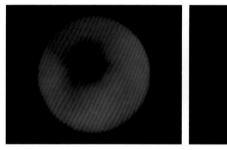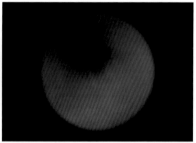

图 4-4　输尿管镜下所见

管腔明显狭窄,病变处水肿,黏膜苍白

五、诊断及鉴别诊断

1. **继发性输尿管结核的诊断**　主要在诊断肾结核的同时获得诊断,而单纯性输尿管结核的早期诊断关键是要重视泌尿系结核这一常见病。除对有持续性、进行性加重的尿路刺激征患者要高度警惕外,对症状轻微、尿常规有持续异常者(常规抗生素治疗无效的尿液中白细胞增多)也要考虑到泌尿系结核的可能。单纯性输尿管结核一般没有明显的尿路刺激征,但细心询问病史常有轻微的尿频、尿急、尿痛、血尿等症状合并或单独存在。

尿常规检查是重要的诊断线索,如尿中有持续性红细胞和白细胞增多。酸性尿、普通抗感染治疗无效者,要考虑输尿管结核的可能,应留晨尿找抗酸杆菌、尿结核分枝杆菌 PCR 检查和结核菌培养等,不能漏诊。

X 线检查是泌尿系结核的重要诊断措施。单纯性输尿管结核早期 X 线检查因缺乏特异性影像学变化而不易被诊断,静脉肾盂造影常仅表现为病变段输尿管无造影剂滞留，呈"激惹"现象。有报道，诊断性抗结核治疗前后静脉肾盂造影的改变是诊断输尿管结核的最佳方法，而且治疗 2 周后是复查静脉肾盂造影合适的时机。

膀胱镜检查和逆行肾盂造影对诊断早期输尿管结核有帮助。由于并发膀胱慢性炎症导致膀胱黏膜充血水肿、糜烂出血等造成观察和插管困难，诊断价值不大。

2. 鉴别诊断

（1）泌尿系慢性非特异性感染：肾输尿管结核患者的尿常规检查和慢性下尿路非特异性感染时都可有红细胞和白细胞增多，常都合并有尿频、尿急，临床上容易混淆。但是，慢性下尿路感染一般不伴有全身症状，且不会有酸性尿，尿沉渣抗酸染色阴性，而泌尿系结核可有腰部酸胀、盗汗等全身症状，影像学检查能提供重要帮助。

（2）输尿管结石：输尿管结石常引起明显的腹部疼痛，并可放射至腹股沟和大腿内侧，患者可有呕吐，不难鉴别。静脉肾盂造影或 CT 平扫可见输尿管扩张，并可见输尿管里有高密度影。

六、治疗

结核病药物治疗是治疗活动性输尿管结核的主要手段，在结核病药物治疗期间或之后，多达 50% 的患者需要外科治疗作为结核病药物的辅助治疗。

（一）药物治疗

如果输尿管狭窄是在抗结核药物治疗开始时发现的，可以继续药物治疗而暂时观察，此时不需要立即给予皮质激素。许多狭窄是由于水肿造成。药物治疗可以改善和消除水肿，解除梗阻。可行 IVU 检查，了解梗阻情况。3 周后复查 IVU，了解梗阻有无改善，如果无改善，可给予泼尼松 20mg，每周 3 次。但由于炎症加速了皮质醇的排出，只有大量激素才能获得良好效果，6 周后再次复查 IVU，如果仍无改善，则应行输尿管扩张术或输尿管再植术。

（二）输尿管扩张术

输尿管结核合并狭窄时进行输尿管扩张存在很大风险，因此这种方法甚少应用。扩张每 2 周 1 次，在麻醉状态下进行，采用球状导管进行扩张直至输尿管病变稳定。

（三）手术治疗

1. 术前准备　全身无活动性结核病灶，抗结核治疗 3 周以上。

多数输尿管狭窄不超过 5cm，起始于膀胱壁段。除非大部分输尿管受损，纤维化狭窄段以上多为扩张积水部分，可行输尿管膀胱再吻合，并行抗反流机制。手术并行膀胱镜检查是十分必要的，以确定膀胱内结核侵犯的部位，一般膀胱内结核的部位仅限于患肾输尿管开口及周边。再次行膀胱输尿管吻合并不困难。如果狭窄超过 5cm，则可行腰大肌悬吊成膀胱瓣吻合，上述方法都应注意含有抗反流吻合机制。

2. 输尿管切除　全程输尿管均被结核累及，表明患侧肾脏结核累及广泛，应行患肾及输尿管大部分切除术。输尿管应尽可能多切，远端缝扎。手术可采用开放、腹腔镜及机器人辅助腹腔镜手术等方法进行。近些年来，随着腹腔镜技术的推广，腹腔镜手术在肾及输尿管切除术中发挥了重要的作用。腹腔镜手术视野清晰，可以更精确地观察到输尿管受累程度，进而更准确地实施手术。

第三节　原发性非特异性输尿管炎

一、概述

非特异性输尿管炎分为原发性与继发性两种。①继发性输尿管炎多为梗阻的后果，相对多见，亦称为梗阻性非特异性输尿管炎，常由于结石、医源性损伤及严重感染所致。②原发性非特异性输尿管炎临床极少见，文献报道仅几十例，发病原因不清，可能由于感染或机体免疫异常引起。原发性非特异性输尿管炎多发生于输尿管中下段，病变大多为局限性，亦称节段性输尿管炎。原发性非特异性输尿管炎（primary nonspecific ureteritis，PNU）由 James Israel 于 1893 年首次报道并提出，临床发病极为少见，是一种原因不明、节段性或局限性的非特异性输尿管炎，以女性、下尿路易感人群多见，可能由于感染或机体免疫异常引起。

二、病因

有海外学者认为，原发性非特异性输尿管炎可能由既往的下尿路感染和前列腺炎症引起。同时有研究证实，膀胱与输尿管的上皮下组织直接相连，是细菌侵入输尿管的直接途径。也有学者认为，此病可能与机体的免疫功能有关。

三、病理

原发性非特异性输尿管炎多发生在输尿管的中段和下段，上段少见。根据病变的肉眼所见，Miniberg 等将其分为 3 种类型：①带蒂的或无蒂的炎症组织突入输尿管管腔内；②管壁出现结节状肿块；③管壁弥漫性浸润，其长度为 2.5 ～ 13.0cm。以上 3 种类型中第 2 型最多见。组织学表现为镜下输尿管壁呈现深浅不一的炎性细胞浸润（图 4-5），以淋巴细胞、组织细胞、纤维母细胞为主，毛细血管分布丰富，也可发生钙化，黏膜常充血或发生溃疡，病变有时呈肉芽肿变，因此称为肉芽肿性输尿管炎（granulomatous ureteritis）。另外，由于病变大多为局限性，也称为节段性输尿管炎（segmental ureteritis）。急性期病变外观上可见多个小脓肿形成，镜下可有急性炎性细胞（中性粒细胞为主）浸润。

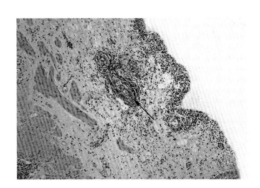

图 4-5　输尿管黏膜非特异性慢性炎镜下切片

黏膜固有层可见慢性炎细胞浸润，被覆上皮脱落（HE 染色 ×1000）

四、诊断及鉴别诊断

（一）诊断

1. **病史**　常有明显的下尿路感染和前列腺炎等病史或合并有免疫系统疾病。

2. **症状**　原发性非特异性输尿管炎的症状可表现为腰痛、腰酸、尿频、尿急、血尿和脓尿。偶有急性发作时可出现发热等全身症状。

3. 体征 肾区或腰部偶有叩击痛,如有梗阻可触及积水的肾脏。

4. 实验室检查 尿常规可见红细胞、白细胞等,中段尿培养可见致病菌的生长。

5. 影像学检查

(1) IVU:可显示肾盂和输尿管炎症部位以上的管腔扩张和炎症部位的黏膜面粗糙、充盈缺损,甚至狭窄。

(2) MRU:准确性与 IVU 相似,但无射线损伤,无须使用造影剂及肠道准备,对肾功能无依赖性,能清楚显示梗阻段长度、程度、形态及近(远)端输尿管扩张程度。良性输尿管狭窄 MRU 表现为病变段鸟嘴样、间断性狭窄,间隔区腔内无异常信号,基本呈完全梗阻,无充盈缺损及肿瘤信号,边缘光滑,近端输尿管均匀扩张,远端正常。而输尿管癌 MRU 常可见间隔区内肿瘤信号。

6. 其他 大多数患者的症状和尿路造影表现不典型,且缺乏特异性,文献报道的病例几乎都是通过手术探查及病理检查才获得确诊。为了减少误诊漏诊,当有不明原因的上尿路梗阻、尿液有大量红细胞、尿培养查到致病菌或反复的泌尿系感染,尤其是女性患者,排除特异性感染(如结核杆菌)或混合特异感染,就应警惕输尿管炎的存在。

(二)鉴别诊断

1. 继发性非特异性输尿管炎 常继发于输尿管结石、肾输尿管的手术、放射治疗、腹腔炎症及严重的肾脏感染等。这种输尿管的壁薄、扩张、变长,呈螺旋样扭曲,黏膜充血,有时出现溃疡;也可表现为输尿管短而直、管腔狭窄、管壁僵硬,输尿管四周组织增厚,并和邻近的组织粘连,肌层显示一定程度的纤维性退行性变,最后出现环形狭窄,甚至管腔被堵塞成为一纤维束条。

2. 输尿管结核 输尿管结核常与肾结核并存,KUB 和 IVU 可见钙化,肾盂肾盏显示破坏性改变。此外,尿找结核菌、PPD 结核试验等有助于诊断。结核性输尿管炎累及输尿管全层,致使输尿管增粗、变韧,而形成僵直的索条,此系输尿管结核的特征。

3. 输尿管阴性结石 输尿管结石嵌顿可致近端输尿管扩张及肾积水,KUB 检查常可确诊。对输尿管阴性结石引起的梗阻,应在充分的肠道准备后行 B 超检查,有助于诊断。

4.输尿管癌　输尿管癌的病程较短，发展快，早期症状多为无痛性间歇性肉眼血尿，持续性腰痛时多已侵及邻近器官或组织而产生放射性疼痛。IVU 显示输尿管癌呈结节状或毛刷状等不规则充盈缺损，病变处输尿管边缘模糊、消失，肿瘤下方输尿管呈杯口状扩张。输尿管肿瘤在病变的上下方比正常的管腔宽，因此逆行插管被肿瘤阻碍后可在扩张的管腔内盘曲，停留于扩张部或卷绕后仍可通过肿瘤，有时可抽出咖啡样液体。尿脱落细胞学检查可找到肿瘤细胞。术中可以看到输尿管癌多使输尿管膨大，管腔内可触及实质性包块，周围有浸润或炎性反应。

五、治疗

由于原发性非特异性输尿管炎最终造成输尿管的狭窄，所以在积极抗感染之后，应尽早解除梗阻，以免加重肾功能的损害。

手术方式的选择应根据病变的程度、部位和范围而决定。如果输尿管的病变较轻，输尿管尚未失去弹性和收缩力，可置管引流并静脉滴注抗生素，如果输尿管的病变较重，范围小于 3cm 者，可切除该病灶段后行输尿管端端吻合或输尿管膀胱再植术。如果狭窄长度不超过 5cm 者，可采用膀胱瓣与输尿管吻合、回肠或阑尾代输尿管术。若病变超过 9cm 或占一侧输尿管 1/2 以上，则可考虑做回肠代输尿管或自体肾移植术。国内也有学者用带蒂腹膜瓣输尿管成形术来替代肠代输尿管术，取得了较好疗效。因各种原因不能施行手术的患者，可考虑行双 J 管置入、球囊扩张，辅以抗生素、激素治疗，亦有一定效果。必要时也可选择功能好的一侧肾行永久造瘘。如患侧肾脏无功能，应行肾及输尿管切除术。

慢性输尿管炎是输尿管癌的重要诱因，肉眼下难以鉴别原发性非特异性输尿管炎与输尿管癌，故术中应常规行冷冻切片病理检查，以选择正确的治疗方案。如果无癌变，术后亦应定期随诊观察，以便及时发现病情。

第四节　腺性囊性输尿管炎

一、概述

腺性囊性输尿管炎（ureteritis glandularis cystica，UGC）最初人们单

纯称之为囊性输尿管炎（ureteritis cystica，UC），是一种慢性增殖性输尿管炎（chronic proliferative ureteritis），也是上皮的腺样化生（Glandularis Metaplasia）。1967 年，Richmond 首先报道了本病，本病好发于老年人和女性，多见于上 1/3 段输尿管，肾盂输尿管连接处（ureteropelvic junction，UPJ）病变最明显，一侧或双侧发病，可累及肾盂、膀胱或三者同时发病。

二、病因

本病发病原因尚不明确，可能与先天因素、尿内毒性物质刺激、慢性感染、机械性刺激、寄生虫感染、维生素缺乏、机体免疫功能失调等因素有关。多数学者认为慢性炎症是诱发此病的主要原因。1997 年有海外学者回顾分析 34 例病例后发现，53%的患者是由慢性感染引起。

三、病理

腺性囊性输尿管炎以腺体增生和黏膜面小囊肿形成为特征（图 4-6）。

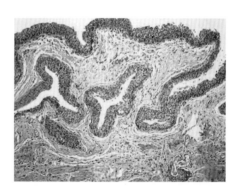

图 4-6　腺性囊性输尿管炎镜下切片
固有层中的囊性结构由黏膜被覆上皮下陷所致（HE 染色 ×1000）

组织学表现为移行上皮的基底层细胞增生，进而向黏膜下层出芽生长，其中一些形成 Brunn 巢（Von Brunn's Nest），巢中心囊变，内出现黏液。

细胞学显示，囊内细胞如仅为移行上皮细胞则称之为囊性（Cystica），如囊内细胞出现腺样化生，被覆柱状上皮，则称之为腺性（Glandularis）。不同于移行细胞癌和腺癌，囊内细胞形态呈良性。虽然同一病例中可能有腺性囊性输尿管炎和输尿管癌共存，但尚无证据证明腺性囊性输尿管炎是癌前病变。文献中仅有 1 例报道腺性囊性输尿管炎伴随输尿管腺癌发生。有学者认为，由于慢性炎症或其他因素对黏膜的刺激，可以引起移行细胞的发育不良，从而导致腺性囊性输尿管炎出现细胞巢的分泌特性和小囊样结构。如果刺激因素去除，这些现象就会消失，如果刺激因素持续存在，就会导致上皮的进一步化生，甚至有恶变的危险。但在大量的随访资料中未发现有腺性囊性输尿管炎出现恶变的病例，所以被认为是一种良性病变。

免疫组织化学显示，Brunn 巢内有神经内分泌细胞存在，35%的化生灶内有 PSA 和 PSAP 阳性细胞，一些女性也有同样的现象，因此证明有前列腺样化生。根据 HE 切片、黏液染色和丁华野等提出的分类标准，将泌尿道腺性炎症分为 3 种组织学类型：①移行上皮型，表现为上皮下灶性分布 Brunn 巢，大部分巢内有腺样化生，腔面为立方或柱状上皮，上皮下为数层移行细胞。②肠上皮型，化生腺体和结肠腺体类似，含杯状细胞。③前列腺上皮型，腺上皮呈立方或假复层，形态类似前列腺泡。

四、临床表现

腺性囊性膀胱炎发病隐匿，早期通常无任何症状，随着病程的进展可以出现尿路刺激症状、血尿、腰痛，有时可出现高血压及输尿管梗阻表现。

五、辅助检查

1. 尿培养可见细菌等感染，常为大肠埃希菌。

2. 静脉尿路造影（IVU）和逆行肾盂造影（RGP）是主要的诊断方法，其典型的表现是在输尿管表面呈现串珠样小的充盈缺损。

3. MRU 可以提供输尿管冠状面清晰的图像。

4. 随着输尿管肾镜（URS）的临床应用，为囊性输尿管炎的诊断和治疗提供了更有效的手段。

六、诊断及鉴别诊断

（一）诊断

有腺性膀胱炎或其他泌尿系慢性感染者，尤其 50 岁左右的患者应高度怀疑本病。临床表现特异性不明显，通常较少做出腺性囊性输尿管炎的诊断。辅助检查对本病有一定的帮助作用，病理学检查依然是诊断的金标准。

（二）鉴别诊断

1. 输尿管纤维上皮息肉（Ureteral Fibroepithelial Polyps）　是老年人和儿童最常见的输尿管良性肿块，好发于上段输尿管，如息肉较长可以突入膀胱。输尿管纤维上皮息肉可能是先天性病变或是继发于慢性炎症、结石等刺激，被称为是一种来源于输尿管基质的良性错构瘤。主要表现是血尿和尿路梗阻症状，IVU 和 RGU 可见输尿管上段的充盈缺损，输尿管镜被认为是诊断和治疗的金标准。

2. 输尿管上皮鳞状化生（Squamous Metaplasia）　过去一直称为胆脂瘤（Cholesteatoma）、黏膜白斑（Leukoplakia）。常见于 40 ～ 60 岁的男性，好发于输尿管上段，组织学表现为移行上皮转变为角化或非角化的鳞状上皮，细胞无典型性，无增加恶变危险性的证据。临床表现主要与角化上皮堆积引起的梗阻有关。诊断主要依据影像学和病理检查。

3. 滤泡性输尿管炎（Follicular Ureteritis）　亦是一种慢性增殖性输尿管炎，以黏膜面出现淋巴滤泡增生所形成的小结节为特征，镜下可见淋巴细胞积聚形成淋巴滤泡。

4. 原发性输尿管淀粉样变（Primary Ureteric Amyloidosis）　是指无明显原因的、局限于输尿管的淀粉样物质沉积，为一种良性病变，病变大多发生在输尿管下 1/3 段，上 1/3 段少见，肾盂、膀胱、尿道等器官也可出现淀粉样变。肉眼可见输尿管壁增厚、变硬，呈木头样变，与周围组织粘连。镜下可见输尿管壁全层受累，淀粉样沉积物破坏正常组织。刚果红、甲基紫等特殊染色阳性。

5. 放射性输尿管炎（Radioureteritis）　是指由高强度放射性物质引起的一种输尿管损伤，其病理特点是引起输尿管及其周围组织的充血、水肿和炎症，最终发展为局部瘢痕纤维化粘连，导致局部输尿管狭窄而出现尿路梗阻性表现。

6. 子宫内膜异位症（Endometriosis）　子宫内膜异位症较少发生于输尿管。可能的发病原因：在胚胎期苗勒管组织附着在输尿管芽上；激素或炎症刺激使输尿管组织化生；子宫内膜通过输卵管逆行进入腹腔或通过血液、淋巴、直接侵犯输尿管。多见于育龄期女性，偶可在绝经后发病，病程较长，症状不典型，其引起周期性疼痛和血尿的典型表现，临床极少见。

七、治疗

腺性囊性输尿管炎的治疗方法较多。有文献报道，应用 2% 硝酸银溶液灌注输尿管，取得了良好的效果。有学者认为应该采取保守的态度，长期应用抗生素，直到影像学检查显示正常为止。也有学者认为腺性囊性输尿管炎是一种良性的炎性病变，几乎不会出现并发症或病情进展，所以主张随访，不采取任何治疗措施。有学者主张，虽然将此病视为一种炎性病变，但抗生素疗效差，如引起梗阻要积极手术治疗。

第五节　其他少见输尿管炎症

黄色肉芽肿性输尿管炎（Xanthogranuloma Ureteritis）十分少见，确诊主要依据病理检查：镜下可见肉芽肿性结节，主要由泡沫细胞组成，其胞质内有过碘酸 Schiff 阳性反应；有多核白细胞、淋巴细胞、浆细胞浸润。组织中发现泡沫细胞是其特征性表现（图 4-7）。治疗手段目前尚无定论，如有恶变倾向应行单侧肾输尿管全切术。

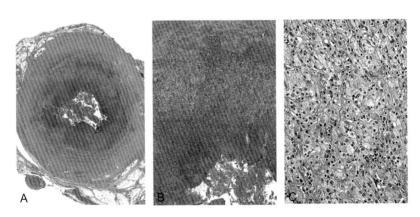

图 4-7　黄色肉芽肿性输尿管炎镜下切片（HE 染色 ×100）

A. 输尿管全层扫描示炎症所致的向心性肥厚，并伴有出血和纤维蛋白；B. 高倍放大镜显示输尿管慢性炎症、组织细胞从管腔延伸至固有肌层；C. 高倍镜下可见丰富的泡沫状细胞并伴有慢性炎症

气性输尿管炎（Ureteritis Enphysematosa）是指因细菌感染引起的输

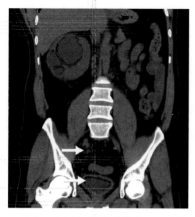

图 4-8　右侧气性输尿管炎 CT 影像

尿管气体积聚，常同时合并有气性肾盂肾炎 (Pyelitis Enphysematosa)、气性膀胱炎 (Cystitis Enphysematosa)。目前认为是一种继发性病变，常继发于糖尿病或尿路梗阻，有全身和尿路刺激症状，CT 显示输尿管走行方向有气体阴影的存在（图 4-8）。有研究表明，从糖尿病和尿路感染患者的尿液培养中分离出的最常见的微生物是大肠埃希菌（61.9%）、念珠菌（12.7%）和革兰阳性球菌（12.7%）。10% 的患者需要内外科联合治疗，总病死率约为 7%。

放射性输尿管炎（Radioureteritis）是指由高强度放射性物质引起的一种输尿管损伤，其病理特点是引起输尿管及其周围组织的充血、水肿和炎症，最终发展为局部瘢痕纤维化粘连，导致局部输尿管狭窄而出现尿路梗阻性表现。如已出现梗阻症状可手术切除狭窄段再吻合。

（王　科　赵　凯）

第 5 章
输尿管结石

第一节　输尿管结石病因学

　　输尿管结石约占上尿路结石的 65%，90% 以上是在肾内形成而降入输尿管，除非有输尿管梗阻病变，否则，原发于输尿管的结石是很少见的。所以，输尿管结石的形成机制和基本病因与肾结石相同。与肾结石相比，通常输尿管结石体积较小，但因为输尿管管腔是一条自上而下逐渐变细的很狭小的通道，最狭窄处直径只有 2 ~ 3mm，所以，结石容易嵌顿，而一旦嵌顿，不仅会产生更严重的临床症状，而且会出现完全性或不完全性输尿管梗阻（图 5-1），引起上尿路积水和肾功能损害，输尿管结石导致的急性症状常是泌尿外科急诊的重要原因之一，所以，与肾结石相比，输尿管结石的危害性更大。

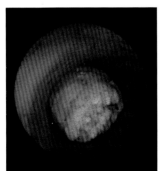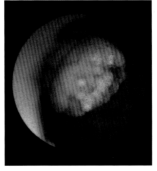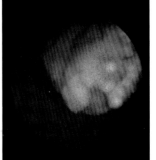

图 5-1　输尿管镜下所见输尿管结石

　　与肾结石相仿，输尿管结石的诊断并不特别困难，目前，超声、X 线（包括 KUB 和 IVP）、CT 等影像学检查方法的完善，基本上可满足大多数输尿管结石的临床诊断，极少数需要依靠输尿管镜等特殊检查手段来确诊。近 20 余年来，输尿管结石的临床治疗手段发生了巨大的变化，传统的依靠开放手术为主的治疗方法已被以体外冲击波碎石术和输尿管镜腔内碎石术等微创治疗手段所代替，是 20 世纪末医学界的重大创新和革命。

一、与输尿管结石形成有关的解剖学因素

在系统解剖上，输尿管有 5 个狭窄部位：①肾盂输尿管连接部；②输尿管与髂血管交叉处；③输尿管与男性输精管或女性阔韧带底部交叉处；④输尿管与膀胱壁外侧缘交界处；⑤输尿管的膀胱壁内段。在这五个部位结石容易停滞或嵌顿。根据国内的统计，输尿管结石在治疗时约 70% 位于盆腔，15% 位于输尿管中 1/3，在上 1/3 的最少，可能与上述 5 个生理性狭窄有关。此外，输尿管畸形改变、腹腔或盆腔占位性病变压迫、广泛的腹膜后的炎症病变、纤维化、输尿管外异位血管、纤维条索压迫和妊娠子宫等，均可能导致输尿管结石的形成。

二、与输尿管结石形成有关的流行病学因素

促发肾输尿管结石形成的有关因素包括年龄、性别、职业、社会经济地位、饮食成分和结构、水分摄入量、气候、代谢和遗传等因素。输尿管结石好发于 20 ～ 50 岁的青壮年。男性发病年龄高峰为 35 岁，女性发病年龄有两个高峰，即 30 岁和 55 岁。男性多于女性。社会经济地位高，饮食中精细食物含量多，输尿管结石发病率相对较高。实验证明，饮食中动物蛋白、精制糖增多、纤维素减少，促使上尿路结石形成。调查显示，飞行员、机动车司机、运动员及农民易患输尿管结石，可能系这些职业的工作环境，饮水受到限制，摄入水量不足，尿液减少，尿液内结石晶体浓度含量较高所致。另外，全身钙磷代谢障碍、遗传因素等在输尿管结石形成过程中也具有一定作用。

三、常见输尿管结石成分及其性质

通过对结石碎石（图 5-2）成分分析，常见的输尿管结石有草酸钙结石、磷酸钙和磷酸镁铵结石、尿酸结石和胱氨酸结石等。草酸钙结石质硬，粗糙，

不规则,常呈桑葚样,棕褐色。磷酸钙、磷酸镁胺结石易碎,表面粗糙,不规则,灰白色、黄色或棕色,在 X 线片中可见分层现象,常形成鹿角状结石。尿酸结石质硬,光滑或不规则,常为多发,黄色或红棕色,纯尿酸结石在 X 线片中不被显示。胱氨酸结石光滑,淡黄色至黄棕色,蜡样外观。

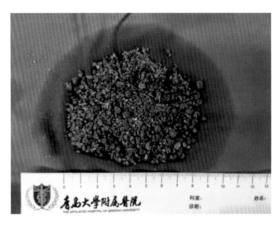

图 5-2　结石碎石

第二节　输尿管结石的临床症状及诊断

输尿管结石男性多于女性,20 ～ 40 岁发病率高。但妊娠期妇女因雌激素致输尿管黏膜增厚、孕激素致输尿管平滑肌蠕动减慢、胎儿压迫等原因,在该期间亦为高发。输尿管结石可引起急性梗阻与慢性梗阻,两者症状有所不同。

一、临床症状

(一)急性梗阻

多为肾结石脱落进入输尿管等原因引起,可引起上尿路的急性梗阻,主要临床症状如下。

1.肾绞痛　典型的肾绞痛通常是在夜间、晨起或活动后突发腰区或侧腹部剧烈疼痛,中下段输尿管结石可放射到下腹部、睾丸或阴唇,疼痛为阵发性,坐立不安。表现为症状剧烈但体征轻微,常伴有心率加快和血压升高等。

输尿管上中段结石引起的输尿管绞痛的特点是一侧腰痛和镜下血尿。疼痛类型多呈绞痛，血尿一般较轻微，大多数仅有镜下血尿，但疼痛发作后可加重，少数发生肉眼血尿。

2. 恶心、呕吐　恶心、呕吐也是常见的症状，输尿管结石梗阻导致结石梗阻以上部位管腔内压力升高、平滑肌痉挛缺血，而输尿管与肠管有共同的神经支配，来自输尿管的刺激经腹腔神经节换元后从而引起消化道症状。

3. 尿频、尿急、尿痛　输尿管膀胱壁段结石可引起尿频、尿急、尿痛，这可能与输尿管下端肌肉和膀胱三角区肌肉相连并直接附着于后尿道有关。

（二）慢性梗阻

多因输尿管畸形（先天性输尿管狭窄、先天性巨输尿管、输尿管口囊肿等）、输尿管蠕动功能差、输尿管占位性病变及输尿管周围组织器官病变压迫（如腹膜后纤维化、卵巢肿瘤、下腔静脉后输尿管等）等原因引起，因病程为长期慢性，此类患者往往缺乏以上急性梗阻的典型症状而错过最佳就诊及治疗时机，患者往往因查体或诊治原发病而偶然发现，亦有患者因出现肾功能不全症状及消化系统症状而就诊。

（三）并发症

结石、梗阻及感染常为相伴出现的"三剑客"，当结石梗阻引起上尿路急性感染（如肾盂积脓、肾周感染、急性肾盂肾炎等）患者可有高热、寒战的全身症状，而革兰阴性杆菌引起的全身重度感染会因其内破裂释放内毒素而引起"三低"（低血压、低体温、低白细胞）现象会危及生命；肾积水合并感染而导致梗阻以上部位集合系统内压力增高，患侧肾区叩击痛明显、甚至腰腹部拒按；双侧输尿管结石梗阻可引起少尿，而完全性梗阻可导致无尿及急性肾功能不全。

因输尿管管腔小，圆形结石容易造成梗阻，引起同侧肾积水和感染。如有肾积水和感染，患者往往出现同侧腰部胀痛，体检可能触及肾脏并可有疼痛，有时沿输尿管走行部位有压痛。直肠指检可能触及输尿管下段结石。双侧上尿路结石引起双侧完全性梗阻或孤立肾上尿路完全性梗阻时，可出现急性或慢性梗阻性尿闭、肾衰竭。患者可出现无尿、水肿、无力、贫血等表现，严重威胁患者生命，需要透析或急症手术治疗。

二、诊断

输尿管结石诊断中一侧绞痛发作和显微镜下发现尿内有少量红细胞是一重要线索。如继发感染则有体温升高、血白细胞升高、肾功能易造成破坏。X 线检查时，90% 以上输尿管结石均能在 X 线片上显影（图 5-3）。结石有时需与腹内淋巴结钙化、盆腔内静脉石、阑尾内粪石等相鉴别，静脉尿路造影（IVU）、逆行输尿管肾盂造影（RP）、断层 X 线片及 CT 检查有助于鉴别上述病变。B 超检查，可发现肾积水甚至肾皮质变薄。偶有输尿管结石因常规体检发现肾积水才来就诊。

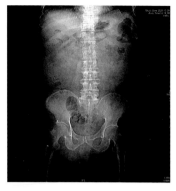

图 5-3 腹部 X 线片所见左侧输尿管结石

静脉尿路造影（图 5-4）对诊断帮助最大，能了解结石部位、肾功能损坏程度及梗阻情况，并且可了解对侧肾功能。若常规剂量显影不良时，采用大剂量造影常能确定患肾功能或选择逆行输尿管肾盂造影有助于了解输尿管及结石情况，对选择治疗方法有一定的价值。

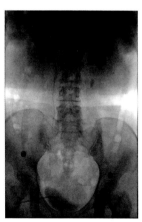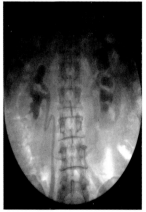

图 5-4 静脉尿路造影片

有以下情况时可应用膀胱镜检查：①如静脉尿路造影不能确定梗阻部位，则应行膀胱镜检查和逆行插管，输尿管导管可插到结石旁，再摄 X 线平片或双曝光平片，如钙化阴影移动的距离和导管完全一致，即表示阴影在导管的同一平面，有助于输尿管结石的诊断；②可以鉴别输尿管下段结石是否已经降入膀胱；③经膀胱镜剪开输尿管口以利于结石排出；④经膀胱镜可先插入导丝扩张输尿管，利用导丝插入输尿管镜（图5-5）。逆行输尿管造影可显示X线不显影的结石、肿瘤和息肉，也可帮助了解结石的梗阻程度，甚至粉碎或钳出结石。

　　若上述检查方法仍无法明确诊断，可应用输尿管镜检查（URS）来确诊，URS需要在一定麻醉辅助下进行，是一种微创的诊断方法，需要特殊的输尿管镜检查设备，手术医师也需要专门的训练和有较丰富的临床经验，才能达到检查诊断的目的，减少并发症。

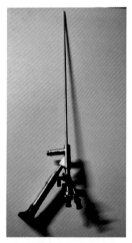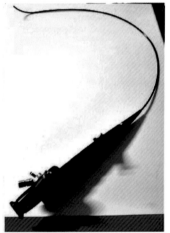

图 5-5　输尿管硬镜与软镜

　　输尿管结石最多见于下 1/3 段，摄 X 线片时必须包括耻骨联合上缘，否则会漏诊。输尿管结石阴影与骨骼重叠时易被忽略，必须注意。

　　此外，核素肾图检查可测定肾功能情况，特别是对碘过敏的患者。CT 检查（图5-6）对 X 线平片不显影的阴性结石的确诊有很大帮助，但要尽量行薄层断层扫描，CT 检查一般无须造影剂，患者无痛苦，而且简便易行；同时，CT 断层还可进一步确诊输尿管有无合并其他病变，如输尿管肿瘤等，CT 检查对了解输尿管结石造成的上尿路和肾脏的继发性病理改变有重要价值。磁共振及动脉造影对结石的诊断帮助不大。

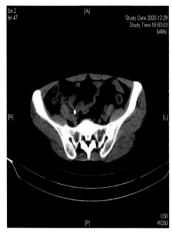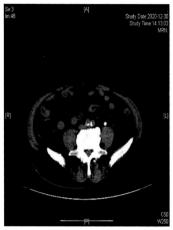

图 5-6　输尿管结石的 CT 表现

第三节　输尿管结石的治疗方式

输尿管结石绝大部分来自肾结石，在治疗原则上有很多相似的地方，对输尿管结石应较肾结石采取更为积极的态度。输尿管结石一般在体积上要比肾结石小得多，但因为输尿管管腔狭小，结石极易引起输尿管梗阻，从而，引起一系列更为严重的继发性改变，如尿路感染和肾功能损害，造成极其严重的后果。因此，输尿管结石的诊断一旦确立，就应该密切观察，注意结石变化及其引起的肾脏和尿路的改变，积极选择合理的治疗方法。应该根据结石大小、数目、位置、结石在输尿管停留时间长短、结石可能的成分、输尿管本身的解剖情况、尿路积水和肾功能情况等确定治疗方案。

一、急性输尿管绞痛的治疗

输尿管结石嵌顿在输尿管腔内或在输尿管腔内移动时，极易引起输尿管绞痛，绞痛发作时，患者常常痛苦难忍，坐立不安，此时，要进行急症处理。要尽量让患者平卧，避免活动，应用山莨菪碱等解痉药，若不能奏效，可应用盐酸布桂嗪、哌替啶等强力镇痛药。注意山莨菪碱用量不能无限制的反复使用，以免引起中毒。可适量饮水，但尽量不要进食，以防呕吐加重。注意此时不要应用排石药，容易加重病情。通过以上处理，一般绞痛可得到控制或部分缓解。若仍难以奏效，可急症行体外冲击波碎石术（ESWL）或输尿管镜下腔内碎石术（URSL），许多学者均报道收到了很好的效果。在输尿管绞痛期间，虽然症状严重，但就结石对整个人体的危害或威胁往往不是最严重的时候，因为此时，结石往往还没有引起完全的输尿管梗阻，肾功能损害还不是很严重；若绞痛好转或减轻后，要让患者及时复查，跟踪结石的变化情况，不能掉以轻心。

二、急性肾后性肾衰竭 – 输尿管梗阻性无尿的治疗

先天性孤立肾患者或曾经行一侧肾切除术的患者，若输尿管结石引起完全输尿管梗阻时可出现急性肾后性肾衰竭 - 输尿管梗阻性无尿，临床上称急性梗阻性尿闭；双侧输尿管结石，导致双侧完全性梗阻时，也可出现急性梗阻性尿闭。急性输尿管梗阻性无尿属泌尿系统非常严重的急症状态，病情发展迅速，危及患者生命。怀疑有急性梗阻性尿闭时，应及时行腹部 X 线平片、超声、CT 等可很快出检查结果的检查项目进行检查确诊，并及时化验检查了解肾功能损害程度、血 BUN、CR 水平、血钾水平，以及其他血电解质指标。结合患者年龄、重要脏器功能情况，尤其要考虑结石梗阻的持续时间，尽快做出治疗方案。一般应首选膀胱镜下输尿管插管术、输尿管镜下插管术或经皮肾穿刺造口术，一旦插管成功，就会迅速解除梗阻，病情迅速好转，待肾功能完全改善后，再根据病情选择合适的治疗方法。若输尿管插管失败或肾穿刺造口失败，要根据肾衰竭的严重程度、血 BUN、CR 和血钾的水平决定进一步治疗方法。梗阻时间长，肾衰竭严重，血 BUN、CR、血钾很高，要先尽快联系血液透析，待全身情况改善，血 BUN 和 CR、血钾下降后，可选择输尿管镜下碎石术或开放输尿管切开取石术。术后输尿管内要留置输尿管支架管，术后密切观察尿量和血电解质、血 BUN、CR 变化，根据液体出量调整入量，并及时补充电解质。一般 4 ～ 6 周后拔除输尿管支架管。

三、药物治疗

结石小于 0.6cm，光滑，在输尿管停留时间短，输尿管黏膜无包裹，结石远段输尿管无狭窄等异常，患者无发热、无尿路感染，肾积水不重或发展缓慢，可采取暂予观察或口服药物辅助治疗。可适当多饮水，适当做一些跳跃活动，并随时留意排尿中有无结石排出。近些年，辅助排石药物很多，多为中成药，配合服用有助于结石排出。若可疑为尿酸结石，可口服改善尿液 pH 的药

物，如友来特等，也可加用别嘌醇等改善尿酸代谢的药物，理论上有助于抑制结石形成和有助于结石溶化，其实际效果有待大宗资料论证，而输尿管内纯尿酸结石是非常罕见的。应该强调目前世界上还没有所谓的"溶石药"，结石的药物治疗仅在一定程度上有助于结石排出，其原理是增加排尿量和输尿管蠕动，任何夸大尿路排石药物的功效是非常有害的。而且决不能无限期服药，若短时间（一般为 2 周）内结石无明显变化，尤其是出现尿路完全性梗阻、尿路感染等情况，均应毫不犹豫地采取其他更有效的治疗方法。

四、腔内微创手术治疗

输尿管结石的腔内碎石器械和设备不断发展和改进，现已有多种腔内微创碎石方法能在短时间内将结石粉碎或取出。经皮取石和经输尿管镜取石术，可立即将结石钳出，也可用超声粉碎、气压弹道碎石或钬激光碎石等方法粉碎结石，尤其是中下 1/3 段输尿管内的结石；体外冲击波碎石的治疗也积累了很多经验，近年来腹腔镜输尿管切开取石术也有不少的报道。上述微创和腔内治疗方法将在有关章节做详细介绍。

五、开放手术治疗

近些年，由于体外冲击波碎石技术和输尿管镜腔内碎石技术的快速发展，尤其是更先进有效的碎石设备（如钬激光碎石设备）的临床应用，大部分的输尿管结石可经 ESWL 或 URSL 解决，开放手术输尿管切开取石术显得越来越不重要，但不具备体外或腔内碎石设备的单位；虽有上述先进碎石设备但存在下列情况者，开放输尿管切开取石术仍是有效的解决方法。①输尿管镜取石发生并发症（输尿管断裂或造成输尿管狭窄）；②输尿管憩室并发结石；③结石直径超过 1.0cm 或表面粗糙呈多角形者；④结石嵌顿过久，输尿管发生严重梗阻及上尿路感染；⑤非手术治疗失败。

根据输尿管结石的部位，采取经腰斜切口、经腰直切口、经腹或经耻骨上切口，显露输尿管，术中注意固定结石以免滑脱，在结石上缘切开输尿管，取石后，用输尿管导管上、下探查其通畅程度，输尿管内留置输尿管支架管（一般为双 J 管），然后缝合输尿管，并放置引流管。术前须再摄泌尿系 X 线平片以便确定结石部位和选择最佳手术切口。对输尿管积水严重或怀疑结石移位，术中应再摄 X 线片，以明确结石位置。输尿管上、中段结石取出术比下段者简便，并发症也较少。输尿管下段结石，如嵌顿日久、粘连过多时，手术径路可经腹膜外切口切开取石，也可切开膀胱，再经输尿管口切开取石或切开膀胱前后壁，显露输尿管下段取石，双侧输尿管结石患者，可经腹腔行双侧输尿管切开取石，其并发症少，患者恢复也较快。手术取石术的优点是可将结石完整取出，术后即可解除梗阻。

第四节　体外冲击波碎石术治疗输尿管结石

体外冲击波碎石术（extracorporeal shock wave lithotripsy，ESWL）是利用体外冲击波发生器产生的冲击波，经能量聚焦后将人体内的结石击碎，包括对泌尿系统结石、肝胆系统结石等的粉碎，使之随生理排泄液排出体外，以治疗结石病的方法。体外冲击波碎石，以及由此产生的体外冲击波碎石机的发明是 20 世纪末医疗界的重大事件，被誉为当代三大医疗新技术（CT、MR、ESWL）之一。这项 20 世纪 80 年代初才诞生的技术在其后的短短几年内便彻底改变了治疗泌尿系统结石主要依赖传统开放手术的方法，是尿路结石治疗上的革命，目前已被公认为治疗泌尿系统结石的首选方法。

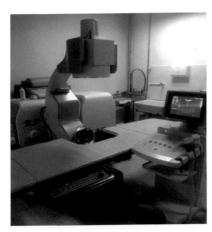

图 5-7　体外冲击波碎石机

在体外冲击波碎石（ESWL）治疗肾结石获得空前成功以后，也被应用于治疗输尿管结石。随着 ESWL 临床经验的积累和碎石机（图 5-7）性能的改进，目前输尿管结石的定位更为精准、冲击波聚焦后碎石能量较前加强、碎石成功率不断得到提高。

一、适应证

输尿管全程任意部位结石均是 ESWL 的适应证。

二、禁忌证

输尿管结石远端有器质性梗阻者，有未得到纠正的全身出凝血性疾病，妊娠期妇女，急性泌尿系感染及活动期泌尿系结核等，过度肥胖及脊柱侧弯等骨骼畸形患者，心、肝、肾等重要脏器功能异常不能耐受体外冲击波碎石者。

三、患者及治疗时机的选择

输尿管结石的危害是造成输尿管梗阻，损害肾功能。治疗以尽快解除梗阻，保护肾功能为原则。临床上常见如下几种情况需要把握好治疗时机。

1. 输尿管结石急性绞痛经使用镇痛解痉剂无效者，宜行急诊 ESWL 治疗。结石粉碎后疼痛消除，是最有效的镇痛方法，达到标本兼治的目的，疗效满意。值得注意的是，此类患者肾盂静脉造影（IVP）检查时患侧肾可不显影，这种"无功能"现象是一种假象，其原因是由于梗阻致肾血流量突然减少及肾内压增高之故。

2. 双侧输尿管结石同时发生梗阻引起尿闭者，应行急诊 ESWL 治疗，症状可很快缓解，肾功能得到恢复。

3. 孤立肾结石落入输尿管引起尿闭者，应行急诊 ESWL 治疗，可达到最快解除梗阻，保全肾功能的目的，疗效满意。

4. 复杂肾结石 ESWL 治疗后形成输尿管石阶，可对石阶再行 ESWL，有利于石阶碎石排空。

5. 输尿管结石（与大小无关）在原位停留时间较长，IVP 显示患侧肾盂积水严重或不显影时，不要轻易放弃 ESWL 治疗，可施行 1 ~ 2 次碎石。临床实践证明，90% 以上的患者可排净结石。

少数患者会在输尿管壁上残留一薄层粘连结石，但输尿管梗阻已解除（至少大部分解除），达到治疗目的。

若在残留部位复发，宜改用其他方法治疗。如果经 2 次碎石无效，应及时改用其他方法治疗。

6. 尿流改道的患者，反复尿路感染和继发结石是常见并发症。如回肠膀胱术后发生输尿管结石者，结石多位于输尿管回肠吻合处，手术取石难度较大，宜用 ESWL 治疗，且该类结石大多是感染石，易于粉碎，疗效满意。

四、术前检查及术前准备

1. 术前检查

（1）做好排除禁忌证的相关检查：如血、尿常规、血小板计数及凝血功能检查；肝肾功能检查、心电图检查、血压测定等。

（2）术前准备拍摄腹部 X 线平片（KUB）：如果结石小于 1cm，特别是术前发生过绞痛的患者，结石可能已经移位甚至已经自行排到输尿管，应在术前复查 KUB，以免上机查找结石定位时间过长。

（3）泌尿系统造影：不仅可以了解结石对肾脏的影响，而且可以排除非尿路结石，如胆囊结石、憩室内的结石及海绵肾的肾小管钙化等。

X 线阴性结石必须做 B 超检查，以了解结石情况及其对肾脏的影响。

（4）采用 X 线定位治疗阴性输尿管结石，CT 检查有时是必要的。特别是当 B 超检查对结石大小、部位的了解不太明确时。

2. 术前准备

（1）伴有尿路感染者，术前应用抗生素 1 ～ 2 天。

（2）拟取俯卧位碎石的患者须做好肠道准备，术前 1 ～ 2 天宜进少渣饮食，术前 1 天服缓泻剂，以减少肠管积气。可起到有利于定位、减少肠道损伤、减少冲击波能量损耗的目的。

（3）行急诊 ESWL 治疗的患者，如粪便肠气太多，可做清洁灌肠，一般均能完成治疗。

（4）碎石前宜复查 KUB 或腹部透视以了解结石有无移动，减少上机找结石的时间。

（5）输尿管体积较小或密度较低的结石，定位常较困难，可术前在体表投影处做好标记，贴上铅皮块将结石定位在第二焦点垂直轴线上，可缩小查找范围，有利于定位。

（6）密度太低或阴性结石，如果用上述方法未能定位成功，可在 ESWL 前预置输尿管导管，定位时沿导管近端寻找结石，如为阴性结石，可通过导管注入造影剂协助定位，逆行推入造影剂可见输尿管阴性结石处充盈缺损。

五、治疗方法

1. 术前、术后用药　小儿选用全身麻醉，成年人和能配合治疗的儿童一般不需要用哌替啶或异丙嗪等镇痛药，大部分患者均能完成治疗。少数患者，特别是肾盏结石患者，术中要是疼痛难忍，可以肌内注射或静脉推注哌替啶 1 ～ 2mg，异丙嗪 0.5 ～ 1mg。精神高度紧张者肌内注射地西泮 10mg 或苯巴比妥钠 100mg。

2. 治疗体位

（1）仰卧位：适用于髂骨缘以上的输尿管上段结石。

（2）俯卧位：适用于髂骨缘以下的输尿管中、下段结石，以及被腰椎横突阻挡的输尿管上段结石。

（3）半坐位：有报道采用半坐位治疗输尿管末段结石，冲击波透过会阴部或臀部到达结石，可避免冲击波穿透含气肠管时的消耗和对肠道的损伤，效果颇佳。

3. 定位方法和技巧

（1）输尿管上段和下段（除下段末端）结石定位一般不会困难，方法及技巧与一般肾结石相同。以 X 线定位碎石机为例，大 C 臂与水平面垂直，透视下使治疗床做左右、前后二维运动，将人体内结石定位于显示器的焦点上，此时结石已在发射体第二焦点的垂直轴线上；向左摆动大 C 臂，夹角尽量小些，一般与治疗床夹角成 35°。观察显示器，如果结石在焦点左侧，说明结石在反射体第二焦点下方，故使治疗床向下运动直至结石中心移至显示器焦点，反方向摆动大 C 臂，透视下观察结石中心是否偏离显示器焦点，如果没有偏离，说明结石处在第二焦点上，定位即告成功，可以开始治疗。如果结石在显示器焦点右侧，反向操作。

（2）输尿管中段结石因受骶髂关节影响，定位稍微困难。搜寻目标的技巧是利用呼吸摆动的瞬间将动态的结石影像与静态的骨骼背景区别开来或嘱患者做咳嗽动作，结石运动幅度更大，区别更明显，找到目标后加以框定。如因结石密度较低或较小无法确认时，可参阅本节术前准备第五焦点，先将结石定位在第二焦点（焦区）的垂直线上，亦即显示器焦点上（大 C 臂与人体垂直时），将贴在体表的铅皮块取下，用上述搜寻目标方法在显示器焦点周围（很小范围，半径 1cm）寻找，一般都能成功。

（3）经上述方法定位失败的密度较低或较小结石和阴性结石，可行双剂量静脉泌尿系统造影协助定位。具体方法：取仰卧位治疗输尿管上段结石时，于下腹部输尿管投影处加垫一卷状绷带并用固定带压紧以减缓造影剂的排泄，注入造影剂 5 ～ 10min 后可见结石上段输尿管扩张，结石呈充盈缺损，据此可定位结石；取俯卧位治疗下段结石时，应用此法难以定位成功，可采用本节中的术前准备第六焦点方案协助定位。

（4）对于较小和密度较低的困难结石，在反射体水囊未加满水，未涂抹偶合剂的半空载（仅有人体）情况下，定位成功不一定很困难。但在水囊加满水并涂抹偶合剂的全负载情况下，在摆动大C臂确定结石究竟在焦点上方还是在下方时，常由于负载增加而显示不清。遇到这种情况时：先在半空载下大体将结石定位在焦点稍下稍内处，然后给水囊涂抹偶合剂，在透视下给水囊加水，由于水囊向上向外顶向人体，可见结石缓缓向上向外移向显示器焦点，重合时停止加水，再摆动大C臂与人体垂直观察结石有无左右偏移，如果没有，则定位完毕。因为此方法与常规方法顺序相反，将此方法称之为"反向操作法"。

4. 工作电压与轰击次数　ESWL治疗输尿管结石，以前一般主张工作电压和轰击次数均明显高于治疗肾结石，甚至认为输尿管周围没有重要脏器，将工作电压调至较高水平，轰击次数也增加较多。现在已知工作电压过高会使焦点偏移，碎石效果没有提高反而降低。由于输尿管结石一般是单个较小的结石，要求焦区更小更精确，碎石效果才好，所以目前主张治疗输尿管结石，最高工作电压和轰击次数较治疗肾结石稍高即可。HB-ESWL-V碎石机为例，最高工作电压小于9.5kV，轰击次数小于3800次为宜。

5. 治疗要点

（1）判断输尿管结石的治疗效果：①结石沿输尿管均匀散开变长变淡呈石巷状甚至消失，为最好；②结石部分沿输尿管变长，效果次之，一般需再次ESWL治疗；③结石没有变长特征，形状只是稍稍变膨大，效果再次之，这种情况宜等待观察，不必急着再次ESWL治疗，往往3周后结石完全解体或部分排石，此时再次ESWL治疗效果更佳；④结石完全没有变化，效果最差，可再次ESWL治疗，观察3周后结果仍无变化，宜改用其他方法治疗。

（2）输尿管上段较大结石，如果是易碎结石（病程短、患侧肾有功能，非胱氨酸结石等），轰击次序应从结石远端到近端，以免先碎的近端结石碎块移向肾盏，造成排石困难。

（3）输尿管上段较大结石，如果是困难结石（病程长、患侧肾有功能差甚至不显影或胱氨酸结石），轰击次序应从结石近端到远端，因为近端有积水，结石较易被粉碎。治疗时可令反射体杯口方向由近端指向远端，使焦柱（约1.5cm）穿透远端结石，提高碎石效果。

（4）对输尿管多发结石，轰击次序一般应从近端到远端结石。因为最远端结石常造成近端输尿管积水扩张，近端结石周围有腔隙而易于击碎。如果多发结石数目太多（大于3颗）体积较大（每颗大于1.2cm）且病程不是很长，轰击次序可尝试从最远端结石之上一颗开始治疗，以免从最近端结石开始治疗累积石巷太长造成排石困难，常可获得满意效果。

（5）在治疗输尿管下段结石时，术前诊断除了注意与盆腔静脉石鉴别外，术前应认真反复阅读 KUB 加以区分判断结石准确位置，特别是当结石影像为小圆形易与静脉石相混淆时。因为现在的旋转式 C 臂单束 X 线交叉定位碎石机当 C 臂平面与人体垂直时可获得与 KUB 完全一致的影像，所以只要认真识别是可以准确定位的。

（6）输尿管阴性结石，经输尿管导管逆行造影或双剂量静脉造影，可见结石处杯口样改变。定位后开始治疗，结石粉碎的标志是结石碎块与造影剂相混淆，杯口逐渐消失，最后造影剂通过，治疗结束。

六、术后处理

1. 输尿管插管者，术后即拔除导管。

2. 术后常规口服抗生素 3 天，伴有尿路感染者，应用抗生素至尿液检查正常后停药。

3. 鼓励患者多饮水、多活动，必要时可从上至下沿输尿管走向按摩腹部，如在输尿管下段形成石巷，可做阴道（或直肠）输尿管按摩，以利于排石。

4. 术后 1 周常规复查 KUB，如残石或结石无明显变化，常分以下几种情况处理。

结石明显变小，如术前无明显梗阻，可改用药物排石。一般能自行排出；如术前梗阻明显，则可等待 1 周，若结石仍停留原位，宜再复碎 1 次，一般效果满意。

有少数患者 ESWL 后 1 周结石无明显变化或仅稍稍膨大，3 周后复查，结石完全解体或排空。这是因为冲击波已将结石晶体结构破坏，可能在尿液冲刷浸泡下，经过一段时间才裂解之故。相关文献报道一组输尿管结石在行 ESWL 之后，经 X 线检查外观毫无变化，但经输尿管镜检查却发现其中 56% 的结石实际上已经完全碎裂。因此，为减少不必要的复震次数，输尿管困难结石的复震间隔期限不宜低于 2 周，尤其应避免急功近利的短期内过量冲击或急于行手术切开取石。

5. 病程较长，结石在输尿管停留时间较长，肾功能较差或无显影者，如经 1 ～ 2 次 ESWL 治疗，结石仍在原位且无变化时，应考虑及时改用其他方法治疗。

6.术后收集结石标本，做理化分析，了解结石成分，针对病因进行治疗和指导患者预防。

7.术前有肾功能损害者，术后1个月应复查肾功能，如IVP、肾图等；肾功能恢复差者提示结石复发率高，注意定期复查，及时治疗。

8.愈后患者常规定期复查，以早期发现复发结石，以便及时治疗。

七、术后并发症及处理

1.**阴道出血** 女性患者在治疗输尿管壁段结石时，极少数患者会出现少量阴道出血，这是由于子宫毗邻输尿管壁段受到损伤所致，一般不必处理，术后当日即可停止。根据临床观察，出现阴道出血的患者，月经生理并没有受到影响。

2.**血尿** 通常较轻，术后第1～3次尿液肉眼可见洗肉水样血尿，无须特殊处理，不必用止血药即可自愈。

3.**疼痛** 一般不会疼痛，少数患者会出现排石疼痛，因为排石排至输尿管第3狭窄处出现暂时半梗阻，同时引起患肾积水，所以常表现为下腹部和腰部疼痛且伴尿路刺激征。一般不用镇痛、解痉药，疼痛可以忍受，结石排出后症状自行消失；极少数患者会出现排石绞痛，常伴有呕吐、较重尿路刺激征等，大多由于带棱角的较粗碎石移动导致输尿管痉挛引起，同时引起较重肾积水，用镇痛、解痉药可以缓解。

4.**尿路刺激征** 多数患者会出现较轻尿频、尿急、尿痛等刺激征症状；少数患者症状较重。症状较重的患者可出现里急后重的肠道症状。口服抗生素、内服清热利湿和通淋排石中药，症状可减轻，待碎石通过输尿管第3狭窄口后症状消失。

5.**发热、寒战** 细菌性结石多见，须给予抗生素直至感染控制。

第五节　腹腔镜微创手术在输尿管结石治疗中的临床应用

1979年，Wickham首先采用腹腔镜技术经腹膜后途径行输尿管切开取石术获得成功。1992年，Raboy又应用腹腔镜技术经腹腔途径做输尿管切开取石术成功以后国内外相继有较多经腹腔和腹膜后腔途径施行输尿管切开取石的报道（图 5-8）。经腹腔路径的优点是手术野空间大，解剖标识清楚，并可同时进行上、中、下段及双侧输尿管切开取石术，但手术干扰腹腔，容易导致腹腔内感染、肠粘连等并发症。而经腹膜后路径手术空间狭小，解剖标识不甚清晰，手术操作相对复杂，技术要求相对较高，只能处理一侧的肾盂、输尿管上段结石等是其不足。因此，两种手术路径各有利弊，选择时应根据病情及术者的经验等具体情况来决定。

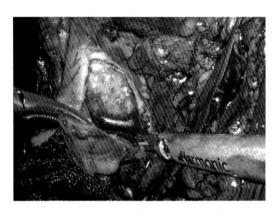

图 5-8　腹腔镜输尿管切开取石术

一、手术适应证

1. 结石直径 0.5cm 以上，经体外冲击波碎石（ESWL）无效或输尿管镜腔内碎石失败而需行开放手术的患者。

2. 结石嵌顿时间长，输尿管黏膜水肿或结石周围有息肉包裹者。

3. 结石嵌顿导致输尿管严重梗阻或上尿路感染等情况需尽快解除梗阻者。

4. 输尿管严重纡曲，不宜做输尿管镜切开取石术者。

二、手术禁忌证

有腹部手术史者（经腹路径）或腰部手术史者，有输尿管手术史者，有其他腹腔镜手术禁忌证者，肥胖者应谨慎选择。

三、麻醉和体位

一般选择全身麻醉，特殊情况下可选择硬膜外麻醉，但要保证麻醉平面足够。

经腹路径可处理所有位置的输尿管结石，一般选择健侧卧位60°～75°；而经腹膜后路径主要适用于输尿管上段及中段结石，体位选择完全90°健侧卧位。

四、手术解剖

1.输尿管位于腹膜后，脊柱的两侧，全程呈柔和的S形。临床上通常划分为上段（腰部）输尿管、中段（髂部）输尿管、下段（盆部）输尿管。输尿管血供为多源性，上1/3输尿管主要由肾动脉，肾下极动脉的分支供应；中1/3输尿管主要由腹主动脉，腹壁深动脉，精索（或卵巢）动脉，髂总动脉，肠系膜上动脉的分支供应；下1/3输尿管主要由膀胱上动脉，膀胱下动脉，子宫动脉，骶中动脉等的分支供应。

2.上段输尿管起自肾盂，终于输尿管与精索（或卵巢）交界处。后面紧贴腰大肌斜行下降；内侧为脊柱，腹主动脉和下腔静脉；外侧为侧后体壁。左输尿管前面为后腹膜，十二指肠空肠曲的左侧，降结肠和乙状结肠上端。右输尿管前面是后腹膜，十二指肠降部，胰腺头部，升结肠，阑尾。

3.中段输尿管从上述血管交叉点起至骨盆上口，沿腰大肌内侧缘靠近中线走向骨盆。右侧输尿管中段前面是升结肠系膜根部和回肠；左侧输尿管中段前面是乙状结肠。该段输尿管在骨盆处由外向内于髂血管的前方跨越髂血管，然后进入盆腔。

4.下段输尿管起自骨盆上口，向下走行时转向后外方，经过腰骶部，骶髂关节的前内侧，跨越闭孔神经及血管达骨盆的坐骨棘，此输尿管又从后外方而回到盆腔的脏器中。男性输尿管走行在直肠前壁与膀胱后壁之间，在输精管的外后方与输精管交叉，于精囊顶部的上方斜行进入膀胱；女性输尿管向内下，经子宫阔韧带后叶的根部至子宫颈旁进入由子宫主韧带所形成的隧道，在距子宫颈旁1.5～2.0cm处与子宫动脉交叉，在子宫颈前侧方斜行进入膀胱。

五、术前准备

术前1h摄腹部X线平片（KUB）后，平车直接送入手术室。

为了便于术中寻找输尿管及结石，术前也可先行患侧输尿管插管并留置导尿管。所插入的输尿管导管要尽可能粗一些，插至结石远端即可。

六、手术方法

（一）经腹腔路径

1. 显露输尿管　先探查结石侧结肠旁沟处腹膜与肠管有无粘连，若有粘连带应彻底剪开松解肠管。用扇形拉钩向内侧牵开结肠显露侧腹膜。于结肠外侧用带电剪刀剪开侧腹膜，切口距结肠约 1cm。钝性分离腹膜后间隙，寻找呈条索状输尿管。找到输尿管后不要急于切开，必须加以确认。首先应分离输尿管周围组织，可看到输尿管质韧，有弹性，表面有平整而光亮的包膜，静止状态下仔细观察，可见到自上而下的输尿管蠕动，如果术前置管的可让助手抽插输尿管导管，可见到输尿管随抽插动作而上下活动。此外，还有应用体外标识协助判断结石部位，具体方法是依术前 X 线定位片或术中 X 线确定结石在体表的投影位置，然后在腹腔镜监视下用细长针由该位置穿刺进入腹腔，针头所指即为结石段的大致位置。

目前，已研制出一种腹腔镜超声装置。它可以通过工作套管伸入腹腔内，在腹腔镜的监视下探找输尿管及结石，还可以确定周围器官或大血管的位置，以避免损伤。

2. 输尿管切开取石　确定输尿管后，挑起输尿管自上而下寻找结石。找到结石段输尿管后，用输尿管钳在结石上方约 1cm 处夹住输尿管，以免结石向上滑动及肾盂内的尿液流入腹腔。在无血管区由结石中段向上纵行切开输尿管，切口大小能取出结石为宜。用弯分离钳取出结石并与工作套管一起拔除体外。若结石较大，可放入取物袋中取出。

3. 放置双 J 管　松开输尿管上方的固定钳，吸尽尿液，将双 J 管沿输尿管切口置入，一般先置远端到膀胱，可让台下助手于膀胱内灌入亚甲蓝注射液，明确双 J 管下端置入膀胱内，然后将双 J 管上端置入肾盂，4-0 可吸收线缝合输尿管浆肌层，并与腹腔内留置引流管。

（二）经腹膜后路径

1. 建立腹膜后腔隙　可用自治手套或专用气囊做成腹膜后腔，专用气囊可在腹腔镜监视下一边向气囊内充气一边观察腹膜后腔情况，这时可见到光亮的腹膜逐渐被从腰大肌上分离，在体型瘦的患者有时还能见到紧贴腹膜后的输尿管。充气 400～500ml 压迫 5min 后，取出气囊，再放置其他工作套管，一般 3 ~ 4 个。

2. 显露输尿管　进入腹膜后腔后，游离腹膜外脂肪并进一步扩大腹膜后腔隙，在内上方找到并切开肾周筋膜即可见到呈黄色的肾周脂肪囊，游离脂肪囊显露肾下极。在肾下极，腰大肌，腹膜区域内仔细寻找输尿管。找到输尿管后用输尿管钳提起，然后自上而下分离输尿管周围组织，直至显露出结石段输尿管。在此过程中如遇到输尿管前方的精索血管或卵巢血管影响手术操作，应予以结扎切断。

3. 输尿管切开取石　用输尿管钳在结石上方约 1cm 处夹住输尿管，以免结石向上滑动。在无血管区由结石中段向上纵行切开输尿管，切口大小能取出结石为宜。用弯分离钳取出结石并与工作套管一起拔出体外。若结石较大，可放入取物袋中取出。

4. 放置双 J 管　同经腹路径放置双 J 管部分。

七、术后处理

1. 术后 3 ~ 7 天拔除导尿管。

2. 双 J 管 1 ~ 2 个月后拔除。

3. 24h 引流物少于 10ml 后，可拔除腹膜或腹膜后引流管。

4. 术后 6h 后可下床活动，1 周后可恢复正常活动。

八、术后并发症

1. 尿漏　一般 1 周左右会自行停止。若漏尿量大，时间长，多有输尿管支架阻塞，应注意保持其通畅。支架管拔除后出现的腹痛或腰痛，多为尿漏所致，应尽快施行输尿管插管引流尿液。

2. 其他　腹腔内器官及血管的损伤等。

九、注意事项

术中寻找输尿管是成功的关键，也是手术的难点。只要术前选择好适应证，术中在扩张腹膜后腔时边扩张边观察腹膜从腰大肌上分离，仔细了解腹膜后腔解剖情况，充分利用术前结石的体表定位，输尿管导管的插动，术中透视等辅助方法，结石多能找到。如果结石段输尿管一时寻找困难，可先在肾下极，腰大肌与腹膜之间由外向内分离寻找到输尿管，然后再依此寻找结石。

由于腹腔镜操作上的不便，输尿管的切开比较困难。剪刀不易剪开输尿管，即使剪开的输尿管切口也不整齐或不与输尿管平行，而导致缝合困难，容易引起漏尿、输尿管狭窄等并发症。用电刀、激光等切开输尿管，因其热效应往往导致术后输尿管狭窄。因此，目前大多采用由开放手术用小尖刀改制而成的自制内藏式冷刀切开输尿管。

第六节　输尿管镜微创手术在输尿管结石中的应用

1964 年，由 Marshall 教授报道了世界上输尿管软镜的首例临床应用并分享了使用过程中的体会与经验，但由于受到当时医学工程技术不成熟及相关配套医疗器械未问世等影响，输尿管软镜未能得到推广使用。1977 年，由 Lyon 和 Goodman 教授报道了经尿道将输尿管硬镜进入输尿管的病例，从而提出了一种经人体自然通道进行检查及治疗的可能方法，随后的泌尿外科专家在此基础上进而将输尿管硬镜的应用扩大至输尿管镜检查、输尿管扩张、输尿管结石碎石及输尿管肿瘤的治疗等领域。在随后的 30 余年中，输尿管镜硬镜与输尿管软镜通过不断地改进与完善，形成了目前临床广泛使用的规格，而近些年出现的半硬性输尿管镜则结合了输尿管软镜头端可弯曲及硬镜镜体不易损伤的特点，亦受到泌尿外科同道越来越多的关注，这三种输尿管镜原理类似又各具特点，在输尿管疾病的临床诊疗中发挥着重要的作用。

一、适应证及禁忌证

1. 硬性输尿管镜碎石的适应证及禁忌证

（1）适应证：中下段输尿管结石；体外冲击波碎石术后不成功者；体外冲击波碎石术后形成"石阶"者，输尿管结石合并可疑输尿管肿瘤者；X 线不显影的阴性结石；嵌顿于输尿管内时间较长而无法采用体外冲击波碎石者。

（2）禁忌证：合并严重的心肺功能异常等疾病无法耐受手术者；无法控制的全身出血性疾病；合并泌尿系感染且尚未控制者；尿道狭窄及输尿管狭窄等无法进镜者；因髋关节及脊柱等畸形无法摆放截石位者。

2. 输尿管软镜碎石的适应证及禁忌证

（1）适应证：输尿管结石（尤其是上段输尿管结石者）；输尿管走行纡曲而硬镜无法进镜者；轻度出血倾向及因心血管等原因不能停用抗凝药物者；过度肥胖者。

（2）禁忌证：合并严重的全身出血性疾病者；重度心肺功能不全而难以耐受手术者；输尿管结石合并未控制的泌尿系感染者；尿道及输尿管狭窄无法进镜者。

二、麻醉及手术体位

患者大多采取全身麻醉或椎管内麻醉（如硬膜外麻醉或蛛网膜下腔阻滞等），对少数存在麻醉高风险或禁忌而结石较易处理者也可考虑采取局部麻醉下手术，手术体位选择结石位，根据术中情况采用头高或头低位。

三、术前准备

术前行 X 线、B 型超声及 CT 等影像学检查定位，目前泌尿系 CT 逐渐代替 X 线片检查，不仅利于对透光结石及腹腔淋巴结钙化患者明确诊断，更可进一步明确结石大小、数量、位置、硬度等情况；需积极控制泌尿系感染，留取尿液等体液标本培养后可先针对泌尿系感染常见的革兰阴性杆菌行经验性抗感染治疗，待培养结果明确后再进一步调整抗生素使用。对肾积水明显合并严重泌尿系感染者（如肾积脓、肾周积液等）建议先行肾穿刺造瘘术，待感染控制后再行碎石。手术当日建议再行影像学检查明确结石是否移位或排出。

四、手术方法

1. 输尿管硬镜　患者取截石位，充分消毒会阴部及下腹部皮肤并铺巾。

左手适度提拉阴茎以保证尿道平直，右手持输尿管镜并开放进水阀，经尿道外口进镜，保证镜头视野始终处于尿道正中位置，于尿道前列腺部根据尿道走行适度下压输尿管镜尾部使其头端顺利通过膀胱颈口进入膀胱腔内。仔细观察膀胱内是否存在结石及肿瘤，找到双侧输尿管口并观察其喷尿情况。经输尿管镜操作孔插入 F3 输尿管导管并在其引导下进镜致患侧输尿管口，沿着输尿管走行在 F3 输尿管导管或导丝引导下仔细进镜观察输尿管腔及黏膜，找到结石，自操作孔内插入碎石器械（如激光光纤、气压弹道碎石探杆或超声碎石探杆等），将所见结石击碎至每块小于 3mm，用取石钳或套石网篮将较大结石自输尿管腔内移至膀胱或体外，再次进镜并越过结石部位观察结石以上输尿管腔是否通畅，自输尿管镜操作孔向上尿路置入导丝并沿导丝将双 J 管置入患侧上尿路。

退出输尿管镜并留置导尿管，手术结束。

2. 输尿管软镜　患者取截石位，充分消毒会阴部及下腹部皮肤并铺巾。

输尿管硬镜直视下进镜至膀胱内，并在 F3 输尿管导管或斑马导丝引导下进镜至患侧输尿管口，进镜观察结石侧输尿管并留置导丝，退出输尿管硬镜。将输尿管软镜鞘润湿后沿导丝置入结石侧上尿路并退出鞘芯，将输尿管软镜沿输尿管软镜鞘进镜至上尿路，观察上段输尿管及肾盂肾盏并找到结石，沿操作孔插入激光光纤，将所见结石击碎至每块直径小于 3mm，用套石网篮将较大结石经输尿管软镜鞘取出至体外，仔细观察无明显结石残留，退出输尿管软镜。向患侧上尿路留置导丝并退出输尿管软镜鞘，在输尿管硬镜直视下将双 J 管沿导丝置入患侧上尿路。

退出输尿管硬镜并留置导尿管，手术结束。

五、手术技巧

1. 部分患者存在输尿管口狭窄致无法进镜的可能，对此类患者切忌暴力进镜，可先自操作孔向患侧上尿路留置导丝并退出输尿管镜，再次直视下进镜并将 F3 输尿管导管自操作孔插入输尿管口，沿着导丝与输尿管导管之间的输尿管腔进镜并用输尿管镜头端适度扩张输尿管口后再小心进镜，对以上方法仍无法进镜的患者建议一期留置双 J 管后 2 ～ 4 周，待输尿管适度扩张后再行输尿管镜手术。

2. 术中见输尿管狭窄，对于全身麻醉下手术患者可适度加深麻醉深度及肌松程度，有的患者需待输尿管蠕动波过后适度增加水压进镜，对输尿管明显狭窄，甚至术中"抱镜"患者建议留置双 J 管待 2 ～ 4 周后再行手术。

3. 激光碎石过程中为了提高碎石效率需将激光发射器调至适当的频率及能量参数，一般高频低能量状态有利于将结石"粉末化"，而低频高能量则利于将较大的结石击碎。

六、术后处理

1.术后酌情予以解痉、补液、利尿等治疗。

2.对存在泌尿系感染患者需予以正规合理的抗感染治疗。

3.术后行腹部 X 线片检查或泌尿系 CT 检查以明确双 J 管位置及碎石效果。

4.取得结石标本患者可行结石成分分析从而确定术后饮食及结石预防方案。

七、术中及术后并发症

1.输尿管假道及穿孔　术中如视野不清及输尿管走行不确切时切忌盲目进镜以免造成假道及输尿管穿孔。如形成输尿管假道需适度退镜并找到清晰视野，建议向上尿路留置安全导丝以便找到输尿管腔后再行碎石术且确保随时可手术终止；对输尿管穿孔患者首先需明确是否损伤输尿管邻近器官，如损伤肠管、主动脉及下腔静脉等，需立即行探查术，如无明显器官损伤的输尿管穿孔患者建议留置双 J 管后即刻终止手术，根据损伤情况 4～6 周后再根据恢复情况行二次手术处理。

2.输尿管撕脱断裂　术中进镜及退镜过程中如感觉明显阻力切忌使用蛮力。如发生输尿管不完全撕脱断裂,建议留置双 J 管后即刻终止手术,待 6～8 周后根据损伤恢复情况再考虑行二次手术碎石；对输尿管完全撕脱断裂者建议行输尿管探查术，争取一期恢复输尿管连续性与完整性，双 J 管留置时间建议 6～8 周。

3.泌尿系感染　需保证双 J 管或肾造瘘管引流通畅，留取细菌培养标本并应用有效抗生素进行积极抗感染治疗，积极补液、解痉等治疗，警惕菌血症及感染性休克等全身重度感染发生可能。

4.输尿管狭窄　术中输尿管损伤及碎石过程中热灼伤可能导致术后输尿管狭窄，对医源性原因造成肾积水患者需密切关注肾功能及肾积水情况，中重度输尿管狭窄患者需结合其肾功能、肾积水情况及泌尿系造影等决定采取何种治疗方式（如留置双 J 管、肾穿刺造瘘及输尿管狭窄段切除再吻合术等）。

八、注意事项

1. 不能强求输尿管镜手术一次性碎石成功，对结石病情复杂者可能需多次计划性手术或联合其他手术（经皮肾镜碎石术、腹腔镜下或开放输尿管切开取石术等）及非手术治疗方式等。

2. 术中需严格控制手术时间及灌注水压力，防止手术时间过长及灌注压力过高致泌尿系重度感染及感染性休克。

3. 对输尿管狭窄致进镜困难者不可强求，避免输尿管穿孔及撕脱断裂，可考虑留置双 J 管 2 ～ 4 周后再试行输尿管镜下碎石术或其他治疗方式。

4. 对既往反复结石脱落行手术及碎石术的患者需格外小心，此类患者不排除既往输尿管损伤及解剖结构改变而增加手术困难。

5. 结石残留及移位，术中需仔细观察输尿管腔内是否有结石残留造成梗阻；对结石以上输尿管明显扩张及上段输尿管结石患者存在结石移位可能，可采取头高臀低位，术中亦可采用锥形导丝、封堵球囊及网篮等。

6. 术中如见结石梗阻致上尿路重度感染（如见到大量脓液、脓苔等）争取留置双 J 管后立即终止手术。

7. 术中需保证循环水流动以防止激光碎石产生的热量热灼伤输尿管而引起狭窄梗阻。

第七节　经皮肾镜碎石术在输尿管结石中的应用

1941 年，Papel 与 Brow 教授采用内镜通过经皮肾造口取出术后残留结石的病例为经皮肾镜手术开创了先河。1955 年，Goodwin 教授报道了世界上首例为肾积水患者行经皮肾穿刺造口术的病例。在随后的 20 余年里，欧美发达国家不断发展改良相关技术及器械并在 1981 年由 Alken 教授成功开展了经皮肾镜直视下超声碎石术（图 5-9）。而后随着泌尿系结石微创手术治疗技术的不断成熟，经皮肾镜碎石术亦向着标准化、精确化、个体化的方向发展，目前根据经皮肾通道孔径与器械设备不同可分为标准通道、微通道、超微通道及可视经皮肾镜等。

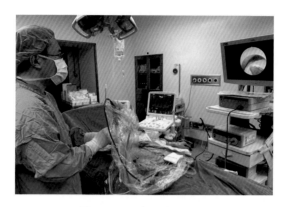

图 5-9　经皮肾镜碎石术

一、手术适应证及禁忌证

1.适应证　第 4 腰椎横突以上的输尿管上段结石；体外冲击波治疗失败及因输尿管狭窄等原因致输尿管镜下碎石不成功者；结石长径大于 1cm、嵌顿明显、肾积水严重者；合并肾结石及集合系统狭窄梗阻明显者。

2.禁忌证　患者存在严重的心肺功能异常等而无法耐受手术者；全身出血性疾病未纠正者及抗凝治疗停药时间未到 2 周者；结石上方输尿管严重扭曲、畸形者；高血压、糖尿病、自身免疫性疾病未控制者；脊柱畸形或过度肥胖不能取俯卧位者为相对禁忌证。

二、麻醉方式及体位

推荐患者采取全身麻醉手术方式，但随着目前精准化手术的发展及超微通道经皮肾镜的问世亦有采取局部麻醉手术者。手术需先取截石位逆行插入输尿管导管并形成人工肾积水，而后再取俯卧位行碎石术，对脊柱侧弯畸形、极度肥胖等不能采取俯卧位的复杂病例亦有采取仰卧位、侧卧位及斜卧位者。

三、术前准备

术前需充分了解患者病史，对既往病史、结石手术史、近期是否口服抗凝药物等需尤其重视，明确血常规、凝血常规、肝肾功能、电解质等检验结果，术前需完善影像学检查（KUB、CT 及 B 超等），推荐行泌尿系 CT 检查，此外为了明确盂盏形态及结石近段输尿管是否存在异常等仍需行泌尿系造影检查。对输尿管结石梗阻导致的重度泌尿系感染者需先行双 J 管置入或肾穿刺造口，并积极控制感染后再考虑手术。术前需备血并预防性应用抗生素，手术当日需复查影像学检查明确输尿管结石有无移位。

四、手术过程（以标准通道为例）

患者全身麻醉后先取截石位，充分消毒会阴部及下腹部皮肤并铺巾。

将膀胱镜自尿道直视下进镜至膀胱，观察膀胱内无结石、肿瘤，找到输尿管间嵴，仔细观察双侧输尿管口未见喷血，将 F5 输尿管导管经膀胱镜操作孔插入至患侧上尿路并外接注水管路形成人工肾积水，小心退出膀胱镜并防止 F5 输尿管导管移位。自尿道外口向膀胱内插入 F16 导尿管并水囊注水10ml，一手固定输尿管导管，另一手轻轻牵拉导尿管使气囊拖至膀胱颈口，将 F5 输尿管导管与导尿管胶带黏合固定。

患者再取俯卧位并适度垫高腹部，充分消毒腰背部手术区并铺巾。超声下仔细观察患侧的肾脏形态、肾积水情况及肾内结石情况，选取穿刺部位后在超声引导下将穿刺针送入目标盏，拔出穿刺针芯并用注射器抽吸证明穿刺针进入肾盂内，将导丝沿穿刺针鞘送入肾盂内并退出穿刺针鞘，尖刀片扩大穿刺部位开口并用扩皮鞘逐一扩大经皮肾穿刺通道后，将 F24 的肾镜鞘在导丝引导下送入肾盂内。肾镜直视下沿镜鞘进镜至肾盂内，仔细观察肾盂内结石情况、有无肿瘤及出血点，找到肾盂输尿管连接部并沿输尿管走行找到近段输尿管结石，联合超声、气压弹道或激光碎石设备将结石击碎并在肾镜下取出至体外。仔细观察手术区及经皮肾穿刺通道无明显出血后，将导丝沿肾镜操作孔顺行置入输尿管内，沿导丝向输尿管内置入双 J 管，退出肾镜，自经皮肾穿刺通道留置肾造口管并注水 3ml。腰部手术区再次消毒并清洁辅料覆盖包扎。

五、手术技巧

1. 穿刺针刺穿腰背筋膜及穿入肾盂时分别有"落空感"。

2. 术中用扩张器逐层扩张经皮肾穿刺通道时，需掌握"宁浅勿深"的原则，避免损伤肾脏周围脏器官。

3. 肾镜下如寻找肾盂输尿管连接部困难，可自 F5 输尿管导管向肾盂内"弹丸式"逆行注入亚甲蓝注射液以帮助寻找。

六、术后处理

1. 手术顺利、术中无明显出血患者可术后次日适度下床活动以积极预防深静脉血栓形成，对存在出血倾向者建议平卧 3 ～ 5 天并加强血栓预防。

2.拔除肾造口管前先将其夹闭 24h，无明显发热、腰痛及出血、漏尿前提下再考虑拔除。

3.术后行床边腹部卧位 X 线片明确双 J 管位置及结石残留情况。

4.对取出的结石颗粒行结石成分分析以指导患者术后饮食及结石预防措施。

七、术中及术后并发症

1.经皮肾穿刺通道出血　轻微的静脉渗血大多经肾造口管注水并适度牵拉卡压可自行停止，小动脉出血在肾镜下用柱状电极电凝止血，对明显的无法控制的活动性出血建议行介入栓塞治疗。

2.感染　术中需严格控制碎石时间，结石复杂者必要时可考虑二次手术。对发生感染者需保证双 J 管及肾造口管引流通畅，留取细菌培养标本后先予以针对革兰阴性杆菌的经验性治疗，待培养结果明确后进一步调整抗感染治疗方案，对寒战、高热及出现低血压、低体温、低白细胞的"三低"患者需格外警惕全身重度感染及休克可能。

3.周围器官损伤　穿刺及扩张经皮肾通道时可能损伤肾脏周围器官，如肠管、肝脏、脾脏、主动脉、下腔静脉等，对确认损伤者建议积极手术探查。

八、注意事项

1.术中穿刺位置建议第 11 肋间或第 12 肋下，避免穿刺位置过高伤及胸膜致气胸及胸腔积液。

2.术前需结合泌尿系 CT 及造影结果设计穿刺目标盏及角度，避免术中肾镜摆动角度过大致经皮肾穿刺通道出血，必要时可考虑另外建立经皮肾通道。

3.术中如见结石复杂或感染严重，需及时改变治疗策略，切忌"恋战"致手术时间过长而继发感染，可考虑留置双 J 管及肾造口管后二期手术碎石。

第八节　输尿管结石治疗新进展

近半个世纪以来是泌尿外科诊疗技术飞速发展的时代，各位泌尿外科先驱与同道们的一致努力使泌尿系统疾病治疗理念不断更新、诊疗技术日益完善，经尿道手术与微创手术已深入人心，同时也代表了未来泌尿外科发展的方向，输尿管结石作为泌尿系统非常重要的一类疾病，其治疗方式与传统方式相比较亦发生了重大变革。

末端可弯硬性输尿管肾盂镜将传统的硬性输尿管镜与输尿管软镜的优点合二为一，其镜体头端可在一定的角度范围内自由弯曲，对以往输尿管走行纤曲致硬性输尿管镜无法通过及镜检操作不成功的病例具有很大的临床实用性，镜体部分的操作通道可通过激光光纤、套石网篮、封堵球囊及活检钳等器械，应用范围十分广泛，且对操作者而言学习曲线较短。其中由我国自主研制开发的孙氏镜为世界首创，具备多项技术专利，其头端可上弯可达180°，下弯可达260°，头端外径为6.5F，工作通道直径为3.6F，纤维镜分辨率可达1万像素，其具有软性头端、硬性镜体、双向弯曲、同轴转向、拆卸外鞘、出水通畅、硬镜操作、软镜功能等特点，其临床可操作性与治疗效果目前已受到国内外泌尿外科同道的广泛认可。

对于复杂输尿管结石有专家提出了联合"双镜联合"（如硬性输尿管镜联合输尿管软镜或经皮肾镜联合硬性输尿管镜或输尿管软镜），甚至"三镜联合"（经皮肾镜联合硬性输尿管镜及输尿管软镜）的手术治疗理念，充分利用泌尿系内镜器械的特点并发挥其各自优势，顺行碎石手术与逆行碎石手术相结合将全程上尿路相连通，帮助患者解除肾后性梗阻、恢复上尿路通畅、保护患侧肾功能都起到了积极的作用，以往需中转开放手术或二期手术治疗的患者，获得了一期微创碎石手术成功的机会。

以往对上尿路畸形继发结石的病例，大多采取"治标"与"治本"两步走的治疗策略，即碎石与解除畸形梗阻的分期手术，如今的微创诊疗器械与技术水平使同期手术"标本兼治"成为可能，在解除上尿路梗阻病因的同时最大限度地减少患者结石负荷量。据报道，潘铁军教授采用达·芬奇机器人操作系统联合膀胱软镜一期手术治疗肾盂输尿管连接部狭窄合并继发结石的病例获得成功，周利群教授采用改良经腹腹腔镜联合孙氏镜同期治疗肾盂输尿管连接部狭窄及继发结石亦取得了积极治疗效果。

（焦　伟　谭海林）

第 6 章
输尿管肿瘤

　　输尿管肿瘤临床相对少见，自 1841 年法国病理学家 Rager 首先描述第一例原发输尿管肿瘤后，直到 1902 年，Albarran 第一次在术前诊断本病。患者年龄大多在 50 岁以上，男性与女性之比（2 ～ 3）∶1。分为原发性和继发性两种：①原发性肿瘤起源于输尿管本身；②继发性则来源于肾脏和膀胱肿瘤的种植或来自身体其他部位肿瘤的输尿管转移，包括来自直肠和子宫等邻近部位肿瘤的直接浸润。

一、流行病学

　　输尿管肿瘤是一种少见的疾病，占泌尿系肿瘤的 1% ～ 2%，双侧发病占 0.9% ～ 1.6%。根据对欧美人群的研究报道，上尿路尿路上皮癌（upper tract urothelial carcinoma，UTUC）占全部尿路上皮癌的 5% ～ 10%，而在中国这一比例可能更高（2018 年全国 32 家中心住院患者的初步调查结果显示，UTUC 占尿路上皮癌的比例为 9.3% ～ 29.9%，平均 17.9%）。输尿管肿瘤早期诊断比较困难，随着检查手段的改进、对肿瘤特性认识的深入和人们寿命的延长，其诊断率也得到了相应的提高，早期诊断及治疗成为可能。

　　从流行病学统计看，不同地区和不同种族的发病率差异比较大。在巴尔干肾病流行区域（塞尔维亚、波黑、保加利亚等国家），受巴尔干肾病影响上尿路肿瘤高发地区的发病率较非影响地区高 100 ～ 200 倍，双侧肾盂、输尿管肿瘤的发生率高达 10%。

二、解剖学

　　输尿管是一对扁而细长的肌性器官，始于肾盂，终于膀胱，长 20 ～ 30cm，粗细 0.5 ～ 1cm。分为腹腔段、盆腔段和膀胱壁内段。临床上常分为上段、中段和下段。输尿管全长有 3 个明显的狭窄部：肾盂输尿管连接处、跨髂血管处和壁内段。输尿管腹部沿腰大肌前面斜行向外下，周围有疏松结缔组织包绕，在腰大肌中点稍下方，男性输尿管经过精索血管后方，女性输尿管则与卵巢血管交叉。左侧输尿管的上部位于十二指肠空肠曲的后面，进入骨盆时，经过左侧髂总血管的下端前面。右侧输尿管的上部走行于十二指肠降部的后面，沿下腔静脉右侧下降。在骨盆上口的附近，经过肠系膜根部下方和回肠末端的后方下行。输尿管盆部沿盆腔侧壁向下后外方走行，经过髂血管、腰骶干和骶髂关节的前方内侧，于闭孔神经血管的内侧跨过，经盆底上方的结缔组织直达膀胱底。输尿管壁内段长约 1.5cm，当膀胱充盈时壁内段的管腔闭合。加之输尿管的主动蠕动，有阻止尿液反流的作用。

输尿管的血液供应：上 1/3 输尿管由肾动脉分支供应；中 1/3 段由腹主动脉、髂总动脉、精索内动脉或卵巢动脉、子宫动脉的分支供应；下 1/3 段由膀胱下动脉分支供应。输尿管静脉汇入供应输尿管同名动脉的静脉，最后一般回流至肾静脉、精索静脉（卵巢静脉）和髂内静脉。输尿管的淋巴回流始于黏膜下、肌层内和外膜的淋巴管丛，这些淋巴管网相互吻合，输尿管上部的淋巴管与肾淋巴管相连。输尿管腹腔部的其余部分注入髂总淋巴结。输尿管盆部则注入髂总、髂外和髂内淋巴结。

三、病因

输尿管肿瘤的发病原因尚未明确，研究显示多种因素与上尿路上皮性肿瘤的发生有关。除年龄、性别和种族因素外，吸烟、滥用镇痛药、大量饮用咖啡、治疗用环磷酰胺、接触与职业有关的致癌物质、尿路感染和结石的刺激及遗传倾向等，均与原发性输尿管肿瘤的发生有关。继发性输尿管肿瘤则是由于泌尿系其他部位肿瘤的种植、浸润，以及系统外其他部位肿瘤经血行或淋巴转移所致。

（一）原发性输尿管肿瘤的病因

1. 吸烟　吸烟是上尿路上皮肿瘤发生的明显危险因素，研究表明，吸烟人群上尿路上皮肿瘤的发病率是非吸烟人群的 3 倍。肿瘤发生的危险与吸烟的量有关，Collin 等报道，长期吸烟者肿瘤发生的危险性增加 2.5 ～ 7 倍。

2. 滥用镇痛药　滥用镇痛药物明显增加上尿路肿瘤发生的危险性。Steffens 等报道，11% 的输尿管肿瘤患者有滥用非那西丁史，其代谢产物具有致癌作用，可诱发输尿管肿瘤的发生。

3. 化学性致癌物质　从事有关化工、橡胶、染料、皮革、塑料等职业的工作人员可能接触到某些化学致癌物质，如焦炭、沥青、焦油、联苯胺、苯胺等，这些化学物质进入人体后通过肝脏代谢，经肾脏排泄到上尿路后，由 β - 葡萄糖醛酸酶分解成具有治癌作用的 2- 氨基 - 萘酸。此外，色氨酸的一些代谢产物也能在 β - 葡萄糖醛酸酶水解后发生致癌作用，因此，内源性色氨酸代谢异常也是诱发输尿管肿瘤的重要因素之一。

4. 慢性感染和结石刺激　输尿管的慢性细菌性感染、结石刺激和梗阻的存在，可造成输尿管黏膜上皮细胞变性、增生和化生，诱发输尿管肿瘤的发生。

5. 环磷酰胺　环磷酰胺是一种烷化剂，不但是膀胱肿瘤发生的危险因素，也与上尿路肿瘤的发生有关，其代谢产物之一丙烯醛是致癌成分。

6. 遗传因素　上尿路上皮癌是多种家族性癌症综合征的组成成分。其中 Lynch Ⅱ 型综合征的特征是早期发生近端结肠肿瘤，同时或其后发生多发性结肠肿瘤和结肠外癌，包括发生上尿路上皮癌的危险因素增加。

7. 癌基因　近年随着对有关癌基因和抑癌基因研究的不断深入，其对输尿管肿瘤发生的作用越来越受到重视。

（二）继发性输尿管肿瘤的病因

1. 泌尿系其他部位肿瘤的种植　肾实质、肾盏和肾盂的肿瘤在尿液排出流经输尿管的过程中可发生种植，膀胱肿瘤在输尿管反流或输尿管逆行插管检查时可能导致输尿管种植，肾盂和膀胱肿瘤直接蔓延到输尿管均属于继发性肿瘤。不过对泌尿系其他部位肿瘤在输尿管的种植是否继发性肿瘤有不同的看法，有学者认为这种种植是尿路上皮多器官发病，不属于继发性输尿管肿瘤，而将输尿管附近肿瘤直接侵犯输尿管作为继发性输尿管肿瘤的一种原因。

2. 其他部位肿瘤的输尿管转移　泌尿系以外身体其他部位的原发肿瘤经血液循环或淋巴系统转移到输尿管，形成转移灶。原发癌多位于前列腺、胃、淋巴瘤、宫颈、乳腺、结肠、肺、卵巢等。输尿管有转移癌时，89% 的患者同时伴有其他部位转移灶，如腹膜后腔、肠系膜淋巴结、膀胱、肺脏和肾脏等。

四、病理

输尿管息肉和乳头状瘤等良性病变少见，大部分为恶性肿瘤。输尿管肿瘤中 97% 以上为上皮肿瘤，其中 90% 以上为尿路上皮癌，其余为鳞状细胞癌、腺癌。非上皮性肿瘤包括平滑肌肉瘤、血管肉瘤等罕见。

（一）输尿管肿瘤的病理分类

1. 肿瘤样病变　息肉，纤维上皮息肉，肉芽肿息肉。

2. 非上皮来源肿瘤　①良性肿瘤：平滑肌瘤、纤维瘤、血管瘤、神经纤维瘤。②恶性肿瘤：平滑肌肉瘤。

3. 上皮来源肿瘤　①良性肿瘤：乳头状瘤。②恶性肿瘤：尿路上皮癌、鳞状细胞癌、腺癌、未分化癌。

（二）输尿管肿瘤的分期

目前最常用的临床分期系统为改良尿路上皮癌 Jewett 分期，近年来采用美国癌症联合会（AJCC）2002 年提出的 TNM 分期，见表 6-1。

表 6-1　输尿管肿瘤的分期

AJCC，TNM		改良 Jewett	
T_0	无原发肿瘤证据		
Tis	原位癌		
Ta	无浸润乳头状癌		
T_1	肿瘤侵入黏膜下结缔组织		
T_2	肿瘤侵及肌层	0	仅限于黏膜
T_3	肿瘤侵袭肌层达输尿管周围脂肪	A	侵及固有层
T_4	肿瘤侵及邻近器官	B	侵及肌层
N_0	无区域淋巴结转移	C	输尿管周围播散
N_1	单个淋巴结转移，淋巴结最大径 ≤ 2cm	D	远处转移
N_2	单个淋巴结转移，淋巴结最大径 > 2cm 或多个淋巴结转移，最大径 ≤ 5cm		
N_3	单个淋巴结转移，淋巴结最大径 > 5cm		
M_0	无远处转移		
M_1	有远处转移		

（三）比较常见的输尿管肿瘤

1. 尿路上皮癌　90% 的上尿路肿瘤是尿路上皮癌，其组织相形态与膀胱癌的相似。2/3 的输尿管尿路上皮癌发生在输尿管的下段，另外，近 1/3 见于输尿管中段，输尿管上段少见。输尿管尿路上皮癌有时在同侧的肾盂和输尿管出现多发性肿瘤，偶可见于对侧同时发生，30%～75% 的输尿管肿瘤同时或异时伴有膀胱肿瘤，常见于同侧输尿管口附近。一般分为乳头状尿路上皮癌和浸润性尿路上皮癌两类，前者约占60%，呈乳头状突入输尿管腔内，显微镜下见瘤体大部分为乳头状结构，晚期病例乳头状结构显著紊乱，细胞核分裂象多，大小不一，细胞极性紊乱；后者约占40%，是实体性肿瘤，肿瘤基底向输尿管壁的深层浸润，管壁僵硬、变形合并管腔狭窄，随着病变的发展，可出现溃疡和坏死，镜下癌细胞形态与乳头状癌相似。

2. 鳞状细胞癌　占上尿路肿瘤的0.7%～7%，其发生率约为肾盂的1/6，是由移行细胞化生成鳞状细胞恶变形成，所以通常与珊瑚状结石的长期刺激有关。肉眼见肿瘤多呈浸润性生长，输尿管变形、壁僵硬并出现管腔狭窄，镜下可见典型的鳞状细胞癌，晚期细胞形态可消失。

3. 腺癌　输尿管腺癌临床上甚少见，也是由移行细胞化生而来，通常与输尿管结石长期梗阻和炎症刺激有关。肉眼所见与浸润性尿路上皮癌和鳞状细胞癌不易区别。

4. 乳头状瘤　因其倾向复发和分化异常，所以有学者认为乳头状瘤是0级或I级尿路上皮乳头状癌。肉眼见乳头突入输尿管腔内，呈红色或粉红色，稍有弹性和韧性。显微镜下可见典型的乳头状结构，不太粗大，表面覆盖的移行细胞3～5层。细胞的形态和层次均与正常输尿管黏膜的移行上皮细胞结构基本相同，乳头间质有少量的结缔组织增生，炎性细胞浸润不明显。乳头状瘤可恶变。

5. 内翻性乳头状瘤　输尿管内翻性乳头状瘤的肉眼观、内镜所见和组织学形态与膀胱内翻乳头状瘤相同。肿瘤被覆一层尿路上皮细胞，可为正常的、萎缩的或增生的和灶性鳞状化生的上皮，有时有囊性区域。细胞核无明显分裂表现，一般不复发，因此大多数学者认为其是良性病变，但也有伴发恶性肿瘤的报道。另外，输尿管和膀胱内翻性乳头状瘤均可与其他的尿路上皮癌同时或先后发生。

6. 输尿管息肉　大部分有细长的蒂与输尿管壁相连，表面光滑，多位于输尿管上1/3。有学者认为其发生是炎性尿路上皮化生或增生，也有学者认为是原发性肿瘤。息肉颜色较红、实性、表面光滑、有长窄蒂。由正常的输尿管移行细胞增生而成，掺杂有纤维组织和肉芽组织的生长，基底部有较多的毛细血管和平滑肌束，输尿管息肉与上皮性肿瘤的鉴别见表6-2。

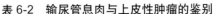

表 6-2 输尿管息肉与上皮性肿瘤的鉴别

输尿管息肉（间质性）	上皮性肿瘤（上皮性乳头状瘤）
1. 常发生在青年 20 ～ 40 岁	发病年龄 50 ～ 70 岁
2. 间歇性输尿管肾区疼痛，但无出血	常无症状至出血
3. 好发于输尿管上 1/3 或近输尿管肾盂连接部	常在输尿管下 1/3
4. X 线片上输尿管有长的狭窄充盈缺损，缺损外形光滑和肾损害程度轻	X 线片上有短的外形毛糙或不规则的充盈缺损，较易使输尿管梗阻和肾脏破坏
5. 有息肉的输尿管较硬，少见输尿管与周围粘连，局部淋巴结无病变	侵犯的输尿管周围有粘连，局部淋巴结可有病变
6. 肉眼所见	肉眼所见
（1）灰色	粉红或红色
（2）实性	状如绒毛团
（3）表面光滑	有绒毛或分叶状
（4）有长蒂	基底宽或蒂短
7. 冷冻切片	冷冻切片
肿瘤由正常上皮和原来的间质成分构成	肿瘤由原来的上皮成分构成，伴有少量间质成分

7. 纤维瘤 输尿管纤维瘤少见，大多数发生在输尿管腔中段，肉眼可见局部输尿管壁肿胀或息肉状肿块，表面有淡红色光滑而又完整的黏膜，切面见肿块界线清楚，呈灰白色，质地偏硬。显微镜下见肿瘤有正常黏膜覆盖，其余均为互相交织的致密纤维组织，偶见肿块表面黏膜发生溃破。

8. 其他 90% 以上的输尿管肿瘤为尿路上皮癌，鳞状细胞癌和腺癌少见，从间叶组织发生的脂肪瘤、肌肉脂肪瘤、血管瘤等更为稀少。

五、临床表现

输尿管肿瘤缺乏特征性的临床症状，除泌尿系统症状外，偶尔个别患者也可出现一些非泌尿系统症状，晚期输尿管恶性肿瘤患者还可出现转移至各脏器后的相应症状。

1. 血尿 原发性输尿管肿瘤缺乏特征性的临床症状，主要表现为无痛性全程肉眼血尿，占 62% ～ 71%，常呈间歇性反复出现，可伴有条索状血块。

2. 疼痛 如血块造成输尿管梗阻可引起患侧肾区较剧烈的疼痛及腰痛，有的患者呈非典型的肾绞痛。肿瘤浸润引起输尿管腔狭窄、输尿管黏膜水肿及肿瘤本身均可引起输尿管不同程度的梗阻而产生相应的症状，有的是肾区的钝痛、胀痛或酸痛。肿瘤直接外侵引起的疼痛则属于晚期表现。

3. 腹部肿块　输尿管肿瘤本身一般情况下不能扪及腹部肿块，但是随着肿瘤引起输尿管梗阻的发展，导致肾脏积水的不断加重，可在腹部触到严重积水膨大的肾脏。发生在输尿管下端或输尿管开口处比较晚期的肿瘤，在直肠指检或阴道指检时可扪及肿块。

4. 膀胱刺激症状　下段输尿管肿瘤侵犯输尿管开口，可刺激三角区引起膀胱刺激症状，大多数患者的膀胱刺激症状是由肿瘤出血、血块刺激或继发感染引起。

5. 泌尿系外的表现　除泌尿系统症状外，偶尔个别患者也可出现一些非泌尿系统症状。如高血钙、促绒毛膜性腺激素增多等。晚期患者有消瘦、贫血、下肢水肿和骨痛等症状。

六、诊断

输尿管肿瘤的早期诊断比较困难，除根据临床表现和体征诊断外，还需进行以下有关检查，以明确诊断。

（一）尿路造影

尿路造影是一种诊断输尿管肿瘤的重要手段，主要包括以下几种方法。

1. 排泄性尿路造影　输尿管充盈缺损是输尿管肿瘤尿路造影重要的影像学特点。排泄性尿路造影既可以了解分侧的肾脏功能，又可以了解上尿路的形态，同时可显示输尿管梗阻的部位和梗阻近段输尿管的扩张情况。乳头状肿瘤引起的梗阻，当造影剂与肿瘤上缘接触时，X线片上可以见到弧形的特征和乳头状充盈缺损；浸润型肿瘤引起输尿管狭窄时，输尿管有持续不规则的充盈缺损及黏膜虫蚀样改变，病变处输尿管黏膜边缘消失；输尿管息肉的充盈缺损表现为边缘光滑的长条状，有时可见到缺损的两侧或一侧显影。充盈缺损应与肠道气体、外来压迫、血凝块、阴性输尿管结石、脱落的肾乳头和真菌球等相鉴别，血管瘤、软斑和气泡等也可引起混淆。早期小肿瘤缺损的征象可不明显，易造成漏诊。如患侧肾功能受损不显影，则该检查无诊断意义。

2. 膀胱镜检和逆行输尿管造影　由于肾盂、输尿管和后尿道均为移行上皮，所以肿瘤的发生有自身独特的特点。1975年，Wallace 就提出了"全尿路上皮肿瘤"的概念，肾盂、输尿管和膀胱肿瘤可同时或相继伴发。对已明确诊断的输尿管肿瘤患者均应常规进行膀胱镜检查，以明确是否同时存在膀胱癌，以及癌肿的大小、位置及其与输尿管口的关系，确定治疗方案。另外，发现膀胱肿瘤后，特别是位于管口周围的肿瘤，应行尿路造影检查，明确是否同时合并上尿路肿瘤。逆行输尿管造影可以填补排泄性尿路造影的不足，对排泄性尿路造影不显影或显影不理想的患者，逆行性输尿管造影可以显示肿瘤下端输尿管的管腔，配合排泄性尿路造影能较完整地显示肿瘤的轮廓和形态。输尿管插管时，导管可盘曲在肿瘤下方扩张的输尿管内或在输尿管内卷绕后到达肿瘤的上方，该征象称为 Bergman 征。插管时可发现患侧输尿管口喷血，导管通过肿瘤到达其上方时，则导管引流出清亮的尿液；如插管前患侧管口不喷血，当导管通过肿瘤时损伤肿瘤，膀胱镜可见到从导管旁输尿管口流出血尿，而输尿管导管引出的是清亮尿液；上述两种情况对输尿管肿瘤的诊断均有重要意义。另外，通过逆行插管可留取输尿管尿液或刷检行细胞学检查的定性诊断。近年来对输尿管逆行造影进行了改进，采用头部为橄榄状的输尿管导管，当导管插入输尿管口后进行肾盂和输尿管全程造影。如无橄榄头导管可将输尿管导管头置于肿瘤下方或下段输尿管行肾盂和输尿管造影。当由于检查仪器的限制，不能在检查台插管的同时进行造影摄片搬动时，为防止导管脱落，常将导管置于输尿管的中上段，造影时应将造影剂缓慢注入输尿管，尽可能显示肾盂和全程输尿管。造影的主要征象是充盈缺损，所以造影剂宜适当的稀释，量也不宜过大，以免掩盖了小的充盈缺损。有条件时逆行造影应在荧光屏下进行观察摄片。输尿管肿瘤的下方扩张，造影后呈高脚杯状，对诊断有重要意义；而输尿管结石时，其下方输尿管紧贴结石，无明显的扩张。在进行逆行输尿管造影的同时，可进行膀胱镜检。

3. 肾穿刺造影　排泄性尿路造影和逆行性输尿管造影仍有一定的局限性，对输尿管肿瘤总的诊断率不超过 50%。对排泄性尿路造影不显影、逆行造影插管不成功者，可采用肾穿刺造影，但这种方法对肿瘤而言不是一种完善的诊断方法，它可引起肿瘤的扩散和种植，目前应用甚少。

对一些良性疾病出血急性期行尿路造影检查时，因血凝块也可表现为充盈缺损，无论排泄性还是逆行性尿路造影在急性出血期均可表现出充盈缺损，因此尿路造影检查应注意选择适当的时机，以免造成误诊。

（二）B 超检查

可显示肾积水或肾盂内占位病变和肿瘤梗阻部位以上扩张输尿管的情况，有利于与阴性结石的鉴别，对疑诊血块所致尿路造影的充盈缺损，可采用 B 超动态观察。

（三）CT 检查

CT 检查可以判断肿瘤位置、浸润深度、与周围组织关系等，是上尿路肿瘤首选的检查。CT 可见输尿管管壁的不规则增厚，向腔内突出的肿块或以输尿管为中心的巨大肿块。CTU 检查快速、全面、分辨率高，不仅能够对泌尿系统空腔部分予以清晰、完整的显示，通过有无充盈缺损、狭窄等来判断病变部位（图 6-1）；同时对肿瘤及周围组织关系亦可进行观察，明确有无淋巴结转移；也可通过可疑部位不同时相的强化程度，判断肿瘤的血供、肿瘤分期、预估手术难度等。

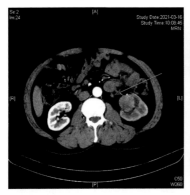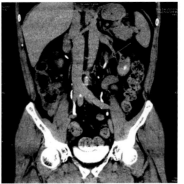

图 6-1　输尿管肿瘤 CTU 图像

（四）磁共振

MR 尿路成像（MRU）作为一种安全无创的检查方法，明显提高了输尿管肿瘤的诊断，特别是对已产生梗阻肾脏不显影的患者的诊断。优点：①非侵袭性，无须对比剂，无辐射，安全性高；②检查过程中无须造影剂，即使肾功能严重损害的患者亦可以取得满意的检查结果；③多方位，多角度成像，联合常规 T_1WI、T_2WI 可获得大量信息，达到明确诊断的目的。MRU 对肾盂输尿管肿瘤导致的尿路梗阻的部位、程度的判断具有高度的敏感性和准确性。

输尿管肿瘤 MRI 可见管壁呈结节状，分叶状不规则充盈缺损；部分可见输尿管纡曲，管壁不光整呈锯齿状改变；病变沿输尿管壁向内外浸润性生长，管壁增厚；输尿管周围组织水肿、输尿管与周围组织界限不清，呈团块状、腹主动脉旁和肾门旁淋巴结增大。在诊断肾盂输尿管肿瘤方面，MRI 可作为对肾盂输尿管肿瘤诊断的补充检查手段，可从多个平面了解病灶及其与周围组织的关系，确定手术范围，为手术入路提供帮助。

（五）输尿管镜检查

输尿管镜已成为泌尿外科常用的诊疗工具，包括硬性、软性（纤维性）及两者结合的镜身为硬性而尖端为软性的输尿管镜。硬性输尿管镜放入较容易，具有方向性强、工作通道大，可完成输尿管内大部分操作的优点；但观察肾盂、肾盏受限制，有时进入输尿管上段较困难。软性输尿管镜能够完成肾盂及肾盏内的观察和操作，但方向性差，有时不易完成输尿管内的操作。软性输尿管镜应用于病因不明的血尿患者的诊断取得了很大的成功，发现了很多经临床影像学检查正常患者的病因，如早期微小肿瘤、小血管瘤等。

1.适应证　原因不明的上尿路充盈缺损或梗阻，原因不明的单侧肉眼血尿，单侧尿细胞学阳性但不能明确诊断，上尿路肿瘤姑息治疗后随访观察，输尿管肿瘤切除。

2.注意事项　保持视野清晰，能够看到管腔全貌，如果视野不清，可加压冲洗，但要注意肾盂容量，冲入水过多会造成腔内压力过高，反流而产生胁肋部不适及术后发热等并发症；随时调整镜体，使其与输尿管解剖走行一致；插导管时如果遇阻力，不可强力插管，以免形成假道；正确进镜后可见输尿管管腔黏膜光滑、颜色粉红、血管纹理清晰。如果见到银白色丝网状组织，说明在黏膜下，应退镜至看清管腔后再前进。至肿瘤段可见输尿管壁上海藻或绒毛样组织，多为嫩红色，表面有血管样物，肿瘤镜下呈菜花状或乳头状，单发窄基，突向输尿管管腔内。

（六）尿脱落细胞学检查

由于取材方便、特异性高和非侵入性的优点，所以该检查方法，一直用在尿路上皮肿瘤的诊断和术后监测。常规的尿液脱落细胞检查虽然特异性高，但是灵敏度报道不一，阳性率低于膀胱癌。对分化良好的肿瘤有 80% 的假阴性，但是低分化癌变的阳性率可达 60% 左右，细胞学检查对诊断不明的输尿管梗阻有重要的意义。有时区分炎性细胞和分化良好的肿瘤细胞存在着一定的困难，因此尚有一定的假阳性，诊断时应加以注意，减少误诊。当临床怀疑肿瘤而脱落细胞学检查又是阴性时，可选择可疑的部位刷取活检，但是存在严重出血、穿孔、肿瘤细胞种植的风险。如无刷取设备可采取肾盂输尿管冲洗细胞学检查，以提高阳性率。

（七）荧光原位杂交

荧光原位杂交（fuorescence in situ hybridization，FISH）是20世纪80年代末在放射性原位杂交技术的基础上发展起来的一种非放射性分子细胞遗传技术。作为一种非侵袭性的方法，有学者利用其来诊断和监测上尿路上皮癌。在一项 FISH 分析中，利用染色体3、7、17 和 p16（9p21）基因特异性探针评价肿瘤染色体的异常，结果发现，FISH 的灵敏度要明显高于脱落细胞学（85.7% 比 23.8%），同时两者的特异性相似。FISH 可能成为一种有效的诊断和检测上尿路上皮癌的方法。

（八）肿瘤标志物

输尿管肿瘤的临床诊断主要依靠症状和影像学检查，必要时行输尿管镜检查，尿脱落细胞学检查是重要辅助手段。目前肿瘤标志物的研究多集中在膀胱癌方面，对肾盂、输尿管肿瘤标志物的研究报道相对较少见。

分子标志物包括 P53、肿瘤倍体和杂合性缺失、P27、NMP22，纤维蛋白原 - 纤维蛋白产物（FDP）、金属硫蛋白和 CA125 等。

七、鉴别诊断

结合患者年龄、临床表现及相关检查结果，诊断一般不难。但最终确诊依然依靠术前活检或术后病理检查。在诊断时要警惕尿路上皮肿瘤常多源性发生的特点，要排除对侧肾盂、输尿管、膀胱及尿道有无肿瘤合并存在的情况。输尿管肿瘤应与以下疾病相鉴别。

1. 输尿管结石　输尿管结石可引起上尿路梗阻，当为阴性结石时，尿路造影可发现输尿管内有充盈缺损，需要与输尿管肿瘤相鉴别。输尿管结石多见于 40 岁以下的青壮年，特点为绞痛，肉眼血尿少见，多为间歇性镜下血尿，常与肾绞痛并存。逆行造影输尿管肿瘤局部扩张，呈杯口样改变，而结石无此变化。CT 平扫结石呈高密度影，肿瘤呈软组织影。

2. 输尿管息肉　多见于 40 岁以下的青壮年，病史长，血尿不明显，输尿管造影见充盈缺损，但表面光滑，呈长条形，范围较输尿管肿瘤大，多在 2cm 以上。部位多在近肾盂输尿管交界及输尿管膀胱交界处，反复从尿中找瘤细胞皆为阴性。

3. 输尿管狭窄　表现为腰部胀痛及肾积水，应与输尿肿瘤相鉴别。输尿管狭窄的原因多种多样，非肿瘤引起的输尿管狭窄无血尿史，尿路造影表现为单纯狭窄，而无充盈缺损。反复尿找瘤细胞均为阴性。

4. 输尿管内血块　输尿管内血块引起的输尿管内充盈缺损与输尿管肿瘤类似，但输尿管血块具有易变性，不同时间的 2 次造影检查，可发现其位置、大小及形态发生改变。

八、治疗

绝大多数输尿管肿瘤是恶性肿瘤，即使是良性乳头状瘤，也有较大的恶变可能。在选择输尿管肿瘤治疗方案时，应充分考虑肿瘤细胞的分化程度和肿瘤浸润深度，这是选择正确治疗方法的重要依据和原则。输尿管肿瘤的治疗以手术治疗为主，必要时辅以放疗、化疗等，生物治疗目前尚处于试验阶段，临床应用较少见。根治性肾输尿管切除术（radical nephroureterectomy，RNU）仍然是输尿管癌治疗的金标准，手术范围包括肾、输尿管全长及膀胱袖状切除。术中应注意完成输尿管膀胱壁内部分切除，并尽量保证尿路的完整性。多数研究结果显示经腹腔入路与经腹膜后入路对于肿瘤控制的效果亦无差异。单孔腹腔镜、3D 腹腔镜和达·芬奇机器人辅助腹腔镜手术等也越来越多应用于临床。

对低分级和低分期的输尿管肿瘤患者，无论采取保守性手术还是采取根治性手术都可取得较好的临床效果。对中分级及分期的患者，则采取根治性手术可望取得较好的效果。高分级和分期的患者采取保守性手术与根治性手术的效果有明显的差异。目前认为保守性手术只适用于特殊的病例，如肾功能受损、孤立肾、双侧肾肿瘤、肿瘤小且周围无浸润、带有细小蒂的低分级肿瘤和良性输尿管肿瘤，术后要严密随访注意复发。对少见的双侧肾脏或孤立肾脏的高分级和高分期肿瘤，同时行双侧肾脏或孤立肾切除后进行血液透析或术后适当的时间亦可行肾脏移植。

（一）手术治疗

手术治疗有多种选择，如开放根治术、腹腔镜辅助根治术、经输尿管镜肿瘤切除术、经皮肾镜肿瘤切除术等。手术治疗方式的选择应考虑以下因素：①高分级和高分期（T3、T4 及以上）肿瘤，即使积极手术治疗，预后可能会很差；②Ⅱ级肿瘤根治性切除效果较好；③低级或低分期肿瘤采取保守治疗或根治性治疗都可能取得较好的效果；④是否同时存在对侧肿瘤；⑤解剖位置越靠近心端，非根治性治疗复发率越高；⑥总肾和分肾功能，患者的一般情况等。

1. 开放根治性肾输尿管全切除术　开放根治性肾输尿管全切除术是传统的基本治疗方法，手术切除必须包括患肾、输尿管全长及输尿管开口处的膀胱壁。如果保留一段输尿管或肿瘤在输尿管膀胱开口处，肿瘤在残留输尿管或其开口的复发率可达 33% ～ 75%。如果肿瘤的位置接近肾上极或有侵犯肾上腺的表现（影像学或术中探查），须同时行肾上腺切除术，因为进展期肿瘤患者中肾上腺转移并不罕见。开放手术的同时，一般均行区域淋巴结清除术。但一般认为上尿路肿瘤如果已有淋巴结转移，往往存在远处转移灶，淋巴结清除术是否可提高生存率存在疑问。

手术中切口可选择单切口或双切口。单切口位置在第 11 肋间或经第 12 肋，并向下延长成腹直肌旁切口。双切口其中一切口在第 11 肋间或腰部斜切口，另一切口多采用 Gibson 切口，亦可采用下腹正中切口或腹直肌旁切口。当腰部切口或腹腔镜分离输尿管的位置高于髂血管水平时，适合选用 Gibson 切口。如果输尿管已经游离至髂血管以下，则可以选用脐下正中切口，腹直肌旁切口或 Gibson 切口。

2. 腹腔镜根治性肾输尿管全长切除术　1991 年，自美国 Clayman 等首次报道腹腔镜肾切除术以来，腹腔镜手术具有的切口小而美观、组织损伤小、出血少、内脏干扰少、全身反应轻、恢复快、术野放大，操作精细等优点，使腹腔镜技术在泌尿外科的应用日益广泛。手术入路包括经腹腔或经腹膜后腔，两者在肿瘤控制效果上没有明显区别，手术医师可根据患者条件和自身习惯灵活选择。腹腔镜手术的切口选择要兼顾方便切除下段输尿管和方便取出标本。RNU 可以在完全腹腔镜下完成，也可以选择腹腔镜经腹膜后路径切除肾脏及游离输尿管上段，而后采用开放手术方式切除下段输尿管。

经腹膜后腔入路国内一般采用侧卧位，输尿管下段处理可于下部切口开放手术处理，也可完全在腹腔镜下完成。采用完全侧卧位，腰部垫枕，升高腰桥，充分延展肋弓与髂嵴之间的距离。头部和腋下垫气垫或软枕，防止臂丛神经受压。健侧下肢屈曲 90°，患侧下肢伸直，中间垫以软枕。将肘、踝关节部位垫软垫。用约束带在骨盆和膝关节处固定体位。术者一般站立于患者背侧进行操作见图 6-2。

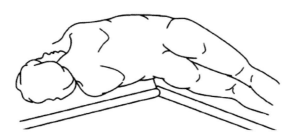

图 6-2　经腹膜后入路完全侧卧位

　　经腹腔入路患者一般采用 45°～ 60° 侧卧位，患侧位于上方，术中可根据情况调整手术床到需要的角度。妥善固定患者、防止移位，同时使用软枕及琼脂垫保护下肢，以及骨性突起部分。完全侧卧位也得到广泛使用，但应注意垫腋枕防止腋神经损伤。髂嵴上缘对准腰桥，对于剑突耻骨距离较短的患者适当抬升腰桥可以改善操作空间。

　　Trocar 分布应符合标准：以操作点为中心呈倒三角形分布，观察镜在下方，各 Trocar 之间间隔一掌以上，右手或优势手侧放置 12mm Trocar。推荐 Trocar 分布（左侧），采用 5 个 Trocar，腹直肌与肋缘交点放置 5mm Trocar，腋前线肋缘下放置 5mm Trocar，反麦氏点放置 12mm Trocar，脐侧方或脐旁放置 12mm Trocar（观察镜），脐与耻骨联合中点放置 12mm Trocar。右侧有时需要在剑突下放置 5mm Trocar，可锁定抓持钳，挡开肝脏以助显露（图 6-3）。

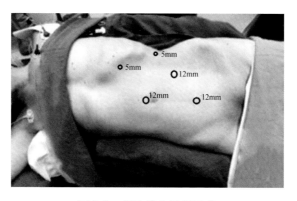

图 6-3　经腹腔入路侧卧位

　　全长输尿管包括膀胱壁内部分和输尿管口，均应该切除。如切除不彻底，输尿管残端肿瘤复发的风险较高，并且肿瘤特异性死亡风险显著增加。传统方法为行下腹部 Gibson 切口，即肾脏完整切除后不切断输尿管，将标本置于盆腔方向；关闭切口后改为平卧位，再行输尿管下段及膀胱袖状切除。可以采用经腹腔或经腹膜后腔的方式来完成，均可以采用腔镜下血管闭合缝合器、Hem-olok 或腔镜下缝合来处理。

3. **淋巴结清扫**　多数研究支持淋巴结清扫能使患者受益，但是其在提高 UTUC 患者生存率方面仍存在诸多争议。淋巴结清扫术的疗效难以证实的原因之一是对于淋巴结清扫后证实存在微转移灶的患者，其受益可能是接受辅助化疗，而不一定是手术切除淋巴结本身。

通过对膀胱尿路上皮癌患者进行多学科综合治疗中获得的外推证据，UTUC 患者预后的进一步改善可能通过整合有效的全身化疗和手术提供的局部控制来实现。特别是对于晚期肿瘤的患者，生存率在过去的几十年中并没有显著提高，远处转移是治疗失败的主要原因之一。因此，辅助或新辅助化疗或许是很有前途的方法，但是这可能会进一步模糊淋巴结清扫术对于 UTUC 患者生存获益。

淋巴结清扫最适合的人群是那些有区域淋巴结转移风险的患者，而淋巴结转移风险与肿瘤的分期密切相关，因此高分期（$\geqslant T_2$）的患者是较为适合的人群。根据国外报道，T_1 及以下肿瘤发生淋巴转移的风险仅为 1%，而 T_2、T_3 期的 UTUC 肿瘤伴肾实质或淋巴结转移的风险为 7%，T_4 期患者的淋巴结转移风险高达 67%。因此 T_2 及以上患者是淋巴结清扫术的适合人群。EAU 指南对于浸润性疾病推荐行淋巴结清扫。

对于肾盂癌和不同部位的输尿管癌淋巴结转移位置的研究经过了一定的演变发展，目前一般认为肾盂肿瘤及输尿管上段肿瘤应考虑清扫同侧肾门淋巴结、主动脉旁淋巴结或腔静脉旁淋巴结，而输尿管下段肿瘤则考虑清扫同侧髂血管淋巴结。

（二）内镜治疗

内镜治疗主要适用于孤立肾、双侧病变及肾功能减退的患者。如果健侧肾正常，患侧病变软小，分级低，也可采用内镜治疗，但复发率高。内镜下活检对确定肿瘤分级的准确性可达 78% ~ 92%，可以通过肿瘤的分级来估计肿瘤的浸润深度：85% 的 1 级、2 级肿瘤为 T_a 或 T_1 期，67% 的 3 级肿瘤为 T_2 或 T_3 期，包括经输尿管镜肿瘤切除术和经皮肾镜肿瘤切除术。

经输尿管镜肿瘤切除术适应证：乳头状瘤或低分级、低分期的尿路上皮癌；双侧输尿管肿瘤、孤立肾或总肾功能不全需保留肾；身体状况差或高龄、不能耐受根治性手术。

经皮肾镜治疗适应证：孤立肾；对侧肾功能不全，估计切除后无法代偿；低分级的尿路上皮癌，且肿瘤局限，未浸润周围组织；双侧上尿路上皮癌；各种原因导致的无法经输尿管路径切除的近端输尿管肿瘤。

（三）机器人辅助腹腔镜技术

达·芬奇手术系统于 1997 年被成功研制出，2000 年获得美国 FDA 批准用于临床，它是目前世界上最为成熟且应用最为广泛的机器人外科手术系统，达·芬奇手术系统具有多个关节，其机械臂模拟了手臂关节，具有前、后、左、右、旋前、旋后和环转的功能，并且其本身还可顺时针或逆时针旋转，操作灵活，可将外科医师精细的手术操作转化为用精密器械精确完成的手术。在操作台上，手术医师依靠三维立体图像观察系统，通过移动放大 6 ～ 10 倍的双目内镜，可清楚观察整个手术视野，在操纵杆上的拇指与示指移动可直观地、准确无误地转为机器人机械臂的移动。

Nanigian 等第一次用达·芬奇手术系统对 10 例上尿路上皮癌患者进行了输尿管和膀胱袖切除术。术后随访 6 个月，结果显示预后较好。达·芬奇机器人辅助手术效果及手术范围和传统腹腔镜手术相比无明显差异，但在淋巴结清扫、输尿管游离、主动脉和腔静脉的显露等，达·芬奇机器人提供了更稳定安全的操作，加强了对组织的精细保留。目前达·芬奇机器人在国内外已经大规模临床应用，相信将来机器人辅助技术在治疗肾输尿管肿瘤，以及其他泌尿外科疾病方面会得到更广泛的运用。

（四）放射治疗

由于输尿管位于腹、盆腔，术前难以精确评估肿瘤分期，同时肾盂、输尿管肿瘤对放疗不敏感，并且考虑到腹盆腔小肠、膀胱等重要脏器的存在及对放疗耐受性降低，因此限制了其应用。目前国内外对输尿管肿瘤的放疗的报道较少。

1. 术前放疗　对于输尿管肿瘤较大、已侵犯至输尿管外，周围淋巴结较多转移，评估手术切除较困难的患者，可考虑术前放疗。放疗后可使输尿管肿瘤或周围转移淋巴结缩小到一定程度，有利于手术切除。由于立体适形放疗的开展，使定位及照射等各个环节的精确性增加，并且最大限度地减少周围正常组织的损伤及缩小肿瘤体积，使最初无法手术切除的肿瘤转变为可以切除的肿瘤。术前放疗的剂量一般为 40～50Gy，间歇 2～4 周后手术。目前多数学者不主张术前放疗，以免造成粘连增加手术难度。

2. 术后放疗　对于选择性的高分期局部晚期肿瘤（T_3、T_4 期）；肿瘤切除不彻底；区域淋巴结转移，可考虑术后放疗。输尿管肿瘤的术后放疗靶区包括肾床、输尿管全长及同侧膀胱输尿管开口处；区域淋巴结转移患者还应包括腹主动脉和腔静脉旁淋巴结。结合术前 CT 进行定位，亦可术中在肿瘤区放置钛夹作为放疗定位标记。

3. 姑息放疗　对于有手术禁忌证、无法耐受手术者，对侧肾功能不全、孤立肾或双侧肿瘤者，病变晚期，肿瘤较大无法切除者的姑息治疗，最好采用三维适形放疗。通过射野视图（BEV）选择入射线的方向，避开小肠、脊髓等结构，以减少并发症。姑息放疗能够有效控制局部或远处转移引起的疼痛及血尿症状。

4. 并发症

（1）输尿管肿瘤：放疗的并发症类似于上腹部放疗和盆腔放疗的并发症，如头晕、呕吐、腹泻、腹部痉挛性疼痛和骨髓抑制等；由于右侧肿瘤患者的大部分肝可能会受到放疗照射，所以可能导致放疗诱发性肝损伤。

（2）放射性脊髓炎：该并发症比较严重，通常发生在受照剂量 45Gy 以上，症状可由感觉障碍逐渐发展为运动障碍，严重者会出现截瘫。因此，照射时要采取合理的照射野，保护脊髓，照射剂量不能过量。一般在并发症出现之后，给予维生素、神经营养药、脱水药和激素等治疗。

（3）放射性食管炎：照射量在 20Gy 可出现食管黏膜水肿；30～40Gy 时可导致进食痛和胸骨后痛。给予沙棘油、激素和思密达等治疗。

（4）放射性气管炎：一般照射量在 40Gy 时可导致该并发症，给予对症处理。

（5）放射性肺炎：两野照射时可出现。主要症状为发热、咳嗽、咳痰、气短、胸痛等。治疗主要给予抗生素、激素、镇咳、平喘等对症治疗。

（6）放射性食管瘘：主要由照射剂量过高导致。予以禁食、禁水，营养支持及对症治疗；置入带膜支架，可使瘘口封闭。

（7）其他：如放射性膀胱炎、尿道炎等。注意严格控制照射剂量。

（五）化疗

由于输尿管肿瘤的发病率较低，目前尚无统一、公认的有效化疗方案。

临床上常用的治疗方案类似于膀胱癌的化疗，包括新辅助化疗和辅助化疗。新辅助化疗就是在确定局部性治疗（如手术或放疗）之前采用的一种辅助性化疗。术前给予新辅助化疗，可有效地缩小肿瘤体积，增加手术切除率，减少手术损伤，降低手术并发症，并可消除或抑制可能存在的微转移灶，减少不良预后因素。术前化疗对肿瘤细胞的杀伤最为有效，肿瘤的血管床未被破坏有利于化疗药物的渗入，手术时肿瘤细胞活力降低，不易播散入血。辅助化疗是对肿瘤晚期有转移无法手术的患者或肿瘤切除术后采用化疗。目前常用的化疗方案有吉西他滨＋顺铂（GC）或甲氨蝶呤＋长春碱＋多柔比星＋顺铂（MVAC）方案。

化疗的并发症包括局部反应、胃肠毒性、免疫抑制、肾毒性、肝损伤、心脏毒性、肺毒性、神经毒性、脱发等。处理措施包括严格控制化疗指征，控制给药剂量和速度，加强对症处理，及时调整化疗方案，必要时停止化疗。

（六）生物治疗

自从 20 世纪 70 年代末产生了 DNA 重组技术以来，肿瘤的生物治疗获得了快速发展。生物治疗通常是指通过调动机体的防御机制或借助生物制剂的作用，以调节机体的生物学反应，从而抑制或阻止肿瘤生长的治疗方法。输尿管肿瘤的生物治疗可分为免疫治疗和基因治疗。

1. 免疫治疗　细胞因子是小分子蛋白和多肽，由体内的免疫活性细胞或某些基质细胞分泌，并能作用于自身细胞或其他细胞。目前已应用在临床上的细胞因子包括干扰素（IFN）、白细胞介素 -2（IL-2）、肿瘤坏死因子（TNF）等。

2. 基因治疗　基因治疗是将正常基因或有治疗作用的基因通过一定方式导入人体靶细胞以纠正基因的缺陷或发挥其他作用，从而达到治疗疾病的目的的生物医学高新技术。随着遗传学和分子生物学及基因工程技术的进步，基因治疗已成为继手术、化疗、放疗之后的又一新的肿瘤治疗手段。

1991 年，Bruggen 等在黑色素瘤中首次分离出 *MAGE* 基因，许多学者对不同 *MAGE* 基因在不同恶性肿瘤中的转录表达进行了广泛研究。在尿路上皮癌抗原肽与肿瘤疫苗研究方面，黑色素瘤 *MAGE-1*、*MAGE-3* 基因具有以下优点，故优先选作瘤苗研究及治疗的靶抗原：两者具备与特定 MHC 分子（HLA-1；HLA-2 x HLA-CW1603）结合的肽段；肽 -MHC 分子复合物可被特定个体的 T 细胞受体识别；肽 -MHC 分子复合物在细胞表面的量足够激活具有特异性 T 细胞受体的细胞毒性 T 淋巴细胞；两者在多种肿瘤中均可表达。

目前，应用 MAGE 特异性抗原肽对肿瘤患者进行免疫治疗已成为肿瘤治疗的一大热点。

此外，*survivin* 基因和表皮生长因子受体（EGFR）靶向治疗等都是目前研究的热点，可能成为一种新的上尿路上皮癌的治疗方法。

九、预后

输尿管的管壁较薄，且淋巴管引流丰富，肿瘤易于局部浸润和转移，故在临床上原发性输尿管癌的复发和转移较为常见，同时由于早期诊断困难，所以预后较差，5 年存活率 41%～67%。原发性输尿管癌的存活率与肿瘤细胞的分化程度和肿瘤的分期均有关。细胞分化良好的非浸润性输尿管癌，实施根治性手术和保守性手术的患者 5 年存活率差别并不显著；相反，细胞分化程度差而有浸润的患者则不论根治还是姑息性手术的预后都很差。由于输尿管癌复发率高，有肿瘤种植可能且多中心病灶发病的特点，术后定期复查尤为重要。

（孙立江　李　斌）

第 7 章
输尿管畸形

输尿管畸形是泌尿系统常见的发育异常，该类疾病往往会直接影响患者的肾脏功能。这种先天性发育异常的临床表现各异，可表现为急性临床症状，也可无明显的临床症状，呈现隐匿性疾病进展。通过对胚胎学、解剖学、生理学等相关方面的研究，可以提高对该类疾病的认识。伴随着泌尿外科各种重建手术的开展与手术技术的提高，该类患者得到了较好的临床治疗。

第一节　肾盂输尿管连接部梗阻

一、流行病学

先天性肾盂输尿管连接部梗阻（ureteropelvic junction obstruction，UPJO）是小儿和青少年肾积水的常见原因，而临床上胎儿肾集合系统的扩张，80%的病因源于肾盂输尿管连接部梗阻。该病可见于各年龄组，约25%的病例于1岁以内发现，而且随着妊娠期胎儿B超的广泛应用，几乎所有的病例在胎儿期即可发现并做出诊断。UPJO多见于男性新生儿，其发病率是女性新生儿的2倍；2/3发生于左侧，双侧者达10%～40%。有学者认为该病有一定的遗传倾向，表现为常染色体显性遗传，对肾盂输尿管连接部梗阻的患者后代应强调胎儿的超声学检查。

二、病因

本病的确切病因尚未明确。

（一）内因

1. 肾盂输尿管连接部狭窄及高位输尿管开口　先天性的肾盂输尿管连接

部梗阻大部分病因是内源性的，且导致梗阻的病因约90%为连接部狭窄。该病的组织病理原因是正常情况下的螺旋状肌肉系统被异常的纵行平滑肌束或纤维组织取代，导致正常的蠕动波不能从肾盂传到输尿管，因而尿液不能下传。外科手术中，肉眼观察输尿管可正常，其内径可达14F，甚至更大；而真正的输尿管管腔狭窄较少见。病理光镜下见局部平滑肌细胞增生、排列紊乱，肌细胞间有少量炎性细胞浸润；电子显微镜下见狭窄处有附加的胶原沉淀。狭窄段一般长约2cm，且纤曲时多附着于扩张的肾盂壁上，常伴高位输尿管开口，少数病例在3～4cm有2～3处狭窄，个别病例可见输尿管全长狭窄，也有狭窄段仅长数毫米者。

近年用显微镜对肾盂输尿管连接部进行超微结构研究，对其病因有较深入的研究，认为病因在于肾盂输尿管连接部平滑肌细胞异常。Notely和Hanna等指出，在正常情况下肾盂输尿管的平滑肌细胞成束，紧密相接[肌细胞有两层胞膜：内层浆膜，外层基底膜，前者包绕整个细胞，肌细胞接触处称为中间接点（intermediate junction）]，通过中间接点受尿液刺激而产生的电活动在肾盏、肾盂的肌细胞从上而下传递，引起肾盂及输尿管的蠕动而将尿液向下输送。能接受尿液刺激而产生电活动的是一种特殊的平滑肌细胞称为起搏细胞（pace-maker cells），位于肾盏、肾盂的近侧部位。电子显微镜下可见肌细胞周围的胶原纤维和基质增多，将平滑肌分离，失去正常的排列，阻断了肌细胞间电活动的传递，影响了蠕动。过去认为这种胶原纤维及平滑肌细胞的异常只存在于肾盂输尿管连接部，但有研究发现（Gosling及Dixon）也存在于扩张的肾盂壁上，这提示术者手术中应切除过多的肾盂壁。

国内孙则禹等通过对7例患者的电镜检查，也有相似的发现，指出在肾盂输尿管狭窄部位可见平滑肌细胞的发育不良，肌细胞之间有大量胶原纤维，使肌细胞互相分离，缝隙连接断裂，并指出肾盂也有类似改变，距离梗阻处越远病变越轻。赵国贵等通过对5例患者的电子显微镜观察，指出狭窄部的平滑肌细胞比正常者短，肌细胞内缺乏肌微丝和致密体，而肌微丝和致密体是平滑肌细胞收缩功能的结构基础，故造成功能性梗阻。

2. 肾盂输尿管连接部瓣膜 4个月龄以上的胎儿输尿管上段常见先天性皱襞，可一直持续到新生儿期。Leiter等认为该皱襞并不引起梗阻，并随小儿生长而逐渐消失。然而Maizels及Stephens研究表明胎儿输尿管皱襞持续存在且可含有肌肉，少数情况下可有肾盂输尿管连接部瓣膜造成输尿管膀胱连接部狭窄的情况。

3. 肾盂输尿管连接部息肉　息肉多呈海葵样，位于输尿管上端造成梗阻。

4. 其他观点

（1）Allen 提出输尿管受胎儿血管压迫，引起局部发育停滞。

（2）Ruano-Gil 等提出另一种解释，认为胚胎的输尿管起初为一实心管，以后逐渐管化，如管化不完全，则出现梗阻。

（二）外因

最常见的外因是来自肾动脉主干或直接来自腹主动脉供应肾下极的迷走血管或纤维条索，跨越肾盂输尿管连接部或输尿管的前部使之受压，发生率为 15% ～ 52%。少数病例当中，这种异位血管是真正的畸形，但在有些情况下单纯异位血管不可能导致 UPJO，而是 UPJO 或近端输尿管内在缺陷致肾盂扩张，异位血管或纤维条索只是加重梗阻的原因。因此，此时即使去除异位血管或纤维条索，梗阻仍不能解除。

三、病理

肾盂输尿管连接部在尿液排出过程中十分重要。肾盂充盈，压力增高，尿液经肾盂输尿管连接部被推送到输尿管，但当输尿管收缩以推进尿液时，输尿管内压力可高于肾盂内压力，此时肾盂输尿管连接部闭合，防止输尿管收缩时反压力对肾盂的影响。当肾盂输尿管连接部功能失调时，管腔内可通过较粗的导管，但尿液排出却受阻或有反流发生，最终出现肾积水。

肾盂输尿管连接部梗阻时，肾盂内压升高，压力经集合管传至肾小管、肾小球，如压力达到相当于肾小球滤过压时肾小球即停止滤过，尿液形成亦停止，但肾内血循环仍保持正常。梗阻后一段时间，肾内安全阀开放，即肾盏在穹窿部开始有小的裂隙，肾盂内尿液直接入肾实质的静脉和淋巴管内，并经肾窦渗至肾盂和肾的周围，此时肾盂内压下降，肾小管、肾小球囊内压力亦随之降低，肾小球滤过恢复，但所形成的尿不是进入输尿管，而是进入肾实质内。这种肾内"安全阀"的开放，在梗阻时起到保护肾组织的作用，使急性短时间梗阻不致严重危害肾组织。但如果梗阻不解除，尿液继续分泌，肾小管特别是近曲小管内的压力逐渐升高，压迫近曲小管附近的血管，就会引起肾组织的缺氧和萎缩。因此，除了肾盂内的持续高压直接压迫肾乳头外，肾积水时肾实质的萎缩也由于缺氧所致。肾积水时肾盂扩张、肾盂壁变薄，肾乳头萎缩变平，肾实质萎缩、变薄，肾盂容积增大，最后全肾成为一个无功能的巨大水囊。梗阻以后肾功能变化表现为肾小球滤过率降低、肾血流量减少，尿浓缩能力下降和尿的酸化能力受到损害，但尿稀释能力一般不受影响。

小儿肾盂容量随年龄而异。1岁婴儿肾盂容量为1～1.5ml，2～5岁小儿肾盂容量约为3ml，5岁以上儿童为5～7ml。成人12～110ml。肾积水时的容量可达数百甚至数千毫升。肾积水容量超过患者24h尿量时称巨大肾积水。肾盂输尿管连接部正常情况下有一定的阻力，尿液流过有一定的压力，一般肾盂静脉压即可排出尿液。正常情况下，肾盂收缩、舒张的协调作用，可以保证尿液顺利通过。光学和电子显微镜观察，肾盂输尿管连接部梗阻，主要是该部肌肉有改变，有胶原组织增生、沉积及纤维组织浸润。这可能是造成局部狭窄、形成梗阻的主要原因。输尿管收缩的节律失调、尿液滞留也同样可以形成梗阻。这就是部分肾积水患者，肾盂输尿管连接部管腔虽然通畅但仍导致梗阻的原因。

肾外型肾盂的被动性扩张能代偿一部分腔内压力的增高，因此肾实质的损害较轻，发展也较慢。肾内型肾盂的病理进展则不同，肾实质受压力的损害较重，肾实质萎缩及肾功能减退均较重。

先天性肾盂输尿管连接部梗阻常合并其他泌尿系畸形。有报道，发生率可达50%，尤其多见于对侧肾脏。畸形类型包括对侧肾发育不良、蹄铁形肾、同侧输尿管远端狭窄、重复肾及输尿管、患侧全长输尿管狭窄、双侧膀胱输尿管反流、患侧异位肾、患肾发育异常等。因此，在处理过程中不能只满足于肾积水的诊断，还要注意其他可能并存的畸形，若被忽视则会影响治疗效果。

四、临床表现

1. **肿块** 在新生儿及婴儿约50%以上因腹部无症状肿块就诊，更有表现为腹大膨隆者，事实上75%患儿在患侧腹部均能触及肿块，多呈中度紧张的囊性感，少数质地柔软，偶有波动感，表面光滑而无压痛。少数病例在病史中肿块有大小的变化，如突然腹痛发作同时出现腹部肿块，当大量排尿后肿块缩小甚至消失，这是一个重要的诊断依据。

2. **腰腹部间歇性疼痛** 腰痛是成人最常见的症状，特别是使用利尿药时。

由于疼痛发作时可伴有恶心、呕吐，故常被误诊为肠痉挛或其他胃肠道疾病而做消化道钡剂检查，当显示正常时才想到肾积水的诊断。

3. 血尿　血尿发生率在 10% ～ 30%，可发生于腹部轻微外伤后或因肾盂内压力升高，肾髓质血管断裂所致，也可由尿路感染或并发结石引起。

4. 尿路感染　尿路感染发生率低于 5%，如一旦出现均较严重，常伴有全身中毒症状，如高热、寒战和败血症。

5. 高血压　无论在小儿或成人均可有高血压，可能因扩张的肾集合系统压迫肾内血管引起肾供血减少而产生肾素。

6. 肾破裂　肾积水患者受到直接暴力或跌倒与硬物相碰撞而导致肾破裂，临床表现为急腹症，腹腔内有大量尿液。

7. 尿毒症　双侧肾积水或孤立肾肾积水晚期可有肾功能不全表现。

五、辅助检查

1. 尿液中肾小管 N- 乙酰 -D- 氨基葡萄糖酶（n-acetyl-d-glucosaminidase，NAG）浓度的测定　此项数值是判断梗阻的重要指标。NAG 为细胞内溶酶体酶，多存在于肾近曲小管，其活性与疾病严重程度相关。研究显示，尿 NAG 水平为诊断肾损伤的特异性指标之一，当机体出现肾脏功能受损时，NAG 的水平也随之增加。

2. B 超　无创伤性检查，常作为初选。如果超声检查有肾积水征象而无输尿管扩张，则考虑有肾盂输尿管连接部梗阻的可能性。超声测定阻抗指数或积水肾的肾血管阻力，与对侧正常肾脏比较，可以判断梗阻的程度。当肾积水时其阻力指数大于 0.70，血管对血流的阻力显著下降。

3. 静脉肾盂造影（intravenous pyelography，IVP）　IVP 可见肾盂肾盏扩张，造影剂突然终止于肾盂输尿管连接部，输尿管不显影。延缓摄片应引起重视，注射造影剂可将摄片延缓至 60min、120min，甚至 180min，常可显出扩张的输尿管。如患侧不显影或见造影剂突然终止于肾盂输尿管连接部，此时可行逆行肾盂造影从而明确诊断。

4. 肾核素扫描　当静脉尿路造影肾脏显影不佳时，可行肾核素扫描，以了解肾脏功能。当肾图中 C 段（正常情况下反映尿路通畅及尿排出速率）持续上升达 15min 不降时，可静脉注射呋塞米 0.5mg/kg，继续测定 15min，若注射后 3 ～ 6min 曲线呈陡坡状下降，说明集合系统为功能性扩张或仍具备

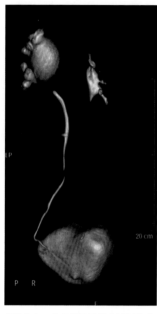

图 7-1 左侧肾盂输尿管狭窄

代偿功能，并非梗阻所致。如注射利尿药后无影响，提示为机械性梗阻。

5. CT 与 MRI 常规影像学检查（图 7-1）可以清楚地显示肾脏的大小、轮廓、肾积水（表 7-1）、肾实质的情况。还可以明确引起尿路梗阻的尿路外的疾病，如腹膜后肿瘤等。近年来，螺旋 CT 尿路成像（computed tomography urography, CTU）在临床泌尿系统疾病检查中应用越来越广，对 CT 图像进行后期处理，划出感兴趣区域并进行泌尿系统重建，重建软件包括最大密度投影（MIP）、多平面重建（MPR）、容积重建（VR）与曲面重建（CPR），其中 MIP 能够避免腹腔脏器与骨骼肌肉的影响，MPR 与 VR 可较好显示输尿管走行路径，而 CPR 可直观显示尿路影像，呈现高质量图像。

表 7-1 肾积水的 Rickwood 分度法

临床分度	肾盂	肾盏	肾实质
I	积水	正常	正常
II	积水	杵状	正常
III	扩张	球拍状	变薄，> 1.3cm
IV	扩张	囊状扩张	变薄，> 0.6cm，IVU60min 显影
V	扩张	肾盂、肾盏融合成球拍状	变薄，< 0.6cm，IVU60min 不显影

六、治疗

（一）治疗原则

当诊断明确后，对于轻度肾积水、肾盏无明显扩张者应观察等待。对临床症状明显，肾盂肾盏已明显扩张，且呈进行性发展，肾功能已遭受不同程度的破坏或并发肾结石、继发感染、肾性高血压者，应积极采取手术治疗。对手术时机的选择及双侧肾积水的手术前后顺序的安排等宜遵循几项基本原则：①单侧肾积水或孤立肾肾积水在肾功能损害前即可考虑手术治疗，若并发结石或感染，势必加重肾组织破坏，解除梗阻需尽快进行。②双侧对等程度的肾积水，可先行一侧手术，待病情稳定后，尽快施行对侧手术，也可一期完成双侧肾盂输尿管成形术。③双侧梗阻一侧肾积水重且肾功能损害明显（但处于肾功能代偿期），一侧轻者，则先解除梗阻重一侧，随后施行梗阻轻一侧。④双侧肾积水如一侧并发感染或结石时，应先行手术解除梗阻，清除感染与结石。对侧积水虽较重，也应延后手术，但在病情好转后应尽早手术治疗。⑤如长期严重梗阻致使肾功能遭破坏而不能恢复者，如对侧肾正常，则行肾切除术。如对侧肾亦有梗阻，应先对有功能的积水肾施行手术治疗，无功能肾切除术安排在后期。

手术切除患肾的指征：患侧肾脏无功能，通过影像学检查和放射性核素检查，同时应行 B 超或 CT 检查，表明肾实质菲薄无功能时才考虑切除患肾；患肾梗阻继发大量结石、慢性泌尿系感染和肾功能的严重丧失，而且对侧肾功能正常；2 次肾盂成形术均告失败，而再进一步治疗非常复杂而困难，且对侧肾功能正常；对于患者的预期寿命有限（因年龄或其他疾病原因），当对侧肾功能正常时，患肾切除术可能是最好的选择方法。

（二）术前准备

施行手术前，除按肾脏手术的一般原则做好术前准备外，应特别重视以下各项术前准备的特殊性：①双侧肾积水或长期反复感染者，多伴有贫血及低蛋白血症，术前应尽量予以补充纠正。②严重感染肾积水，如经短期全身抗感染治疗不能有效控制时，可及时行肾盂引流减压，可采用经膀胱输尿管插管术（即逆行插管）或经皮穿刺肾盂造口术；病情较重，需长期引流者，则应选用后者为宜。肾盂成形术或其他解除梗阻的手术应以感染完全得以控制后施行。③小儿巨大肾积水，腹压过高者，亦可先一期行肾造口术，待病情好转后，视肾功能恢复情况及病变而决定施行肾切除术或肾盂成形术。④长期双侧严重肾积水，多表现出慢性肾功能不全，在纠正酸中毒、水电解质平衡失调及贫血的同时，常需施行先期双侧肾盂造口术，待肾功能有所恢复，全身病情有所好转后，再施行各种彻底解除梗阻的手术。⑤ UPJO 伴有肾结石者，在取除结石的同时应一期完成肾盂 - 输尿管成形术。

（三）手术方式

1. 概述　绝大多数梗阻的肾保存 1/3 以上的功能，梗阻较轻、肾盂肾盏扩张不严重时，行单纯离断性肾盂成形术；扩张明显者，应切除病变的狭窄段及过度扩张的肾盂（肾盂裁剪），再做吻合术（Anderson Hynes 术式），此术式切除了病变部位，手术成功率可达 95%。手术的成功率取决于肾盂肾盏扩张程度及肾脏的功能状态和手术方法。

手术方式有开放手术或腹腔镜下离断性肾盂成形术，两者的成功率均达 95% 以上。如果对患侧肾功能评估不明确，可术前放置内支架管或经皮肾穿刺置管引流以暂时解除梗阻，然后评估肾功能变化，以决定下一步治疗方案。核素肾动态显像对判断肾功能有重要意义，据此可决定手术方式。患肾占总肾功的 1/3 时，可保留患侧肾脏；对于患肾功能更差者（占总肾功能的 10% ～ 25% 时），保留患肾仍有一定的临床意义。

手术治疗肾盂输尿管连接部梗阻时，既要考虑到解除肉眼所见的器质性梗阻，又要考虑到肌源性病变，以往为解除此部位梗阻设计了许多种手术方法，但术式的选择皆应以病变及每例患者的具体情况而定。为使各种手术达到彻底解除梗阻的目的，必须达到以下各项基本要求：新形成的管腔要达到正常管径；输尿管开口于肾盂最低部位，且应呈漏斗形；切除多余无张力的肾盂壁，使肾盂腔缩小、壁收缩有力；输尿管段与肾盂正位接合，保持笔直；防止盂管部手术区周围过多渗出液积存、炎性反应过大，尽量减少输尿管周围的纤维组织增生，防止组织广泛粘连而引起排空功能不良。

2. **离断性肾盂成形术**　对肾盂输尿管连接部梗阻可供选择的术式较多，虽可依据尿路造影于术前做出预估，但每例患者具体施行的手术方式，多数根据术中显露的病变特点再确定。离断性肾盂成形术（dismembered pyeloplasty，Anderson-Hynes 术式）是目前公认的治疗 UPJO 的标准术式，此方法切除了具有肌细胞发育异常的病变组织并将输尿管与肾盂口重新吻合，疗效满意，成功率可高达 95% 以上，因而被广泛应用。1949 年，Anderson-Hynes 术式首先由 Anderson 和 Hynes 用于治疗下腔静脉压迫的输尿管肾盂狭窄；1962 年，有报道此术式也可用于其他原因导致的肾积水。

（1）适应证：凡肾盂输尿管连接部狭窄，并该部位神经肌肉组织发育不良，肾盂扩张明显者都可采用此术式。但对于存在多处近段输尿管狭窄或 UPJO 患者为肾内型小肾盂时，该术式为禁忌证。

（2）手术步骤：①沿肾周脂肪及肾血管将肾盂前后壁完全游离出来，清楚显露出肾盂输尿管连接部及输尿管上段，如肾盂过大过胀时，先用穿刺针抽吸肾盂尿液，待萎陷后再进行剥离。相距肾门外 2 ～ 3cm 处将肾盂环形完全切断，切除全部狭窄段、发育不良的肾盂输尿管连接部及相邻的输尿管狭窄部，再将正常输尿管的纵行劈成袖口状。②肾盂上部切口用 4-0 可吸收线全层缝合关闭，留下椭圆形窗口与输尿管近端已扩大的袖状口做吻合。③放置双 J 管导管，做肾造口，吻合肾盂输尿管的前壁。

（3）注意事项：切除肾盂部分不可过多，适当保留肾盂腔。缝合关闭肾盂切口宜紧密，并用附近脂肪组织覆盖。肾周引流要充分，以免有渗出液积聚而致感染。双 J 管支架管多用于成人或青少年，小儿则多用经肾造口置入的支架管，以免经膀胱取出双 J 管时有困难。

（4）术后处理及并发症的防治：术后使用抗生素预防感染，肾周引流管根据引流液体量，可于术后 24 ～ 48h 拔除，肾造瘘管可于术后 10 ～ 12 天拔除，拔除肾造口管之前应判断吻合口是否通畅；其判断方法：将造口管灌满水后竖起，如液面很快下降，说明吻合口通畅；向造口管内注入亚甲蓝，如膀胱内尿液呈蓝色，说明吻合口通畅；也可试行间断夹管，如果夹管后肾盂内无残余尿，说明吻合口通畅。双 J 管应于 4 ～ 6 周后在膀胱镜下拔除。出血常来源于肾造口孔，可形成血块，引起梗阻而影响输尿管修复。可先保守治疗，如出血不止，则须立即手术探查。一般来说应避免反复冲洗肾造口管，否则可导致感染或吻合口破裂。急性肾盂肾炎提示有梗阻性感染存在，若术中未置肾造口管可经皮置入。拔除双 J 导管后若 UPJ 梗阻，可经皮置入肾造口管，直到肾造影显示尿路通畅为止；或重新置入双 J 导管，并留置一段时间，有可能使患者免除手术。值得注意的是，慢性梗阻性肾积水行肾盂成形术后数月或数年仍存在肾盂扩张的情况。对于手术是否成功的评估一般通过造影检查或压力 - 流速试验。其他术后并发症还有切口感染、切口疝、支架管移位、支架管断裂等，一般不影响手术疗效，对症处理即可。

3. 腹腔镜手术　值得注意的是，近年来有学者采用腹腔镜下离断性肾盂输尿管成形术。1993 年，首例腹腔镜离断性肾盂成形术是由 Schuessler 等报道的。由于该方法创伤小，术后并发症少，患者恢复快，治疗效果与开放手术相当，得到了患者及泌尿外科医师的青睐。Eden 等对 50 例肾盂输尿管连接部狭窄患者行腹腔镜下离断性肾盂成形术，患者年龄 9 ～ 77 岁，平均 39 岁。采用腹膜后入路，手术时间 120 ～ 240min（平均 164min），术后住院时间 2 ～ 7 天（平均 2.6 天），术中、术后均未需要输血。2 例术中改为开放手术，余 48 例腹腔镜手术均成功。术后无严重并发症，术后随访时间 3 ～ 72

个月（平均 18.8 个月），仅 1 例腹腔镜失败者（术中改开放手术）术后 9 个月出现吻合口狭窄，另 49 例静脉尿路造影提示无肾积水及吻合口狭窄。研究者认为腹腔镜下离断性肾盂成形术与开放性手术疗效相等，甚至优于开放性手术，且患者住院时间短、痛苦小，主张有条件的医院应首选腹腔镜手术。目前国外许多医院已广泛开展了此项手术，国内也有数十家医院开展了此项手术，其效果是令人鼓舞的，相信不久的将来，此手术方式将成为治疗肾盂输尿管连接部梗阻的金标准。

腹腔镜肾盂成形术应注意：①肾内型肾盂不宜行腹腔镜手术；②尽量避免分离肾窦内组织，以免出血导致视野不清。肾盂成形缝合前应预置支架管，再对称缝合。如为后腹腔入路，手术结束时需在后腹腔放置引流管，以便尿漏时及时引流积液，避免感染。

第二节　重复肾盂输尿管畸形

一、流行病学

重复肾盂输尿管（duplications of the ureter and kidney）是较常见的泌尿系畸形，发病率约为 0.8%，女性是男性的 1.6 倍，单侧发病是双侧的 6 倍，左、右侧发病率无明显差别。

二、病因和解剖

重复输尿管可能是常染色体不完全显性遗传，另外，环境因素也起一定的致病作用。其胚胎学发生原因是从中肾管另外发生了一条输尿管芽，最接近于尿生殖窦的输尿管芽发育为下肾的输尿管，而位置较高的输尿管芽则随着中肾管向内侧、尾侧旋转移位，然后输尿管开口于下肾输尿管开口的远侧，因此上肾的输尿管口常位于下肾输尿管口的下方，下肾的输尿管口常称为正位开口，上肾的输尿管开口则称为异位开口。

三、分类

重复肾盂输尿管畸形可分为完全性与不完全性两种，前者是指重复的输尿管分别开口于膀胱或其他部位，后者是指重复的输尿管汇合后共同开口于膀胱（图 7-2）。上肾部常发生积水，通常与严重的输尿管反流有关，然而也可存在原发性肾盂输尿管连接部梗阻；另外，重复输尿管同时也可并发其他泌尿系畸形，如肾发育不全和肾发育异常及各型输尿管异常。输尿管口位置，下肾部输尿管口更靠近头侧及外侧，而上肾部者更靠近尾侧及内侧，即所谓 Weigert-Meyer 定律，罕有例外者。重复肾盂输尿管畸形很多是被偶然发现的，并不引起临床症状，在临床上引起症状的主要是上输尿管的异位输尿管口及异位输尿管膨出。下输尿管口向头侧异位，黏膜下隧道短，故发生下肾部反流，而上输尿管口靠内靠下，黏膜下隧道长而不发生反流，但易有梗阻。如果上输尿管口位于膀胱颈或尿道因无三角区支持而缺乏黏膜下隧道，故也可有反流发生。

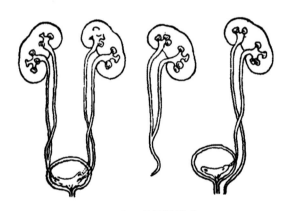

图 7-2　重复肾模式

四、诊断

重复肾往往无特异性症状，多因并发其他泌尿系畸形或出现并发症时被发现，影像学检查对疾病的确诊具有重要意义（图 7-3）。IVU 为诊断重复肾的重要检查方法，重复肾肾盏较正位肾盏小或仅有肾盂而无肾盏，故显影扁平短小，而肾盂呈漏斗状。重复肾多发育不全，在积水明显反复感染时，肾皮质萎缩，功能低下，IVU 显影浅淡或不显影，易漏诊或误诊，因而在肾盂肾盏受压表现为向外下方移位或倒垂如凋花状时需结合 B 超所见考虑为重复肾可能。B 超检查对重复肾的诊断也具有重要的意义，B 超可根据重复肾具有同一包膜，以及上、下两组肾窦不相连接的回声特点进行诊断，而且 B 超具有无创伤、价廉优势，探头可向膀胱后下方延伸至精囊或阴道，从而追查输尿管开口的具体位置，同时可发现直径为 0.5cm 以上的输尿管囊肿，尤其在重复肾功能差，IVU 显影不佳时，其优越性更为明显。重复肾并重复输尿管异位开口者，可因为输尿管开口狭窄，导致输尿管全长纡曲扩张积水，有时如肠管状。因此，对肾上及内侧囊肿须留意有无相连的扩张输尿管，若有则追踪其全长，以及输尿管开口位置是否正常。对于输尿管口囊肿患者，则需向上追查输尿管、肾脏有无异常。磁共振水成像（MRU）可获得尿路全貌的资料，对尿路积水、梗阻定位的准确率较高，对本病具有特殊的诊断价值。不完全型双输尿管在临床上常无症状，但尿液淤滞时可引起肾盂肾炎。

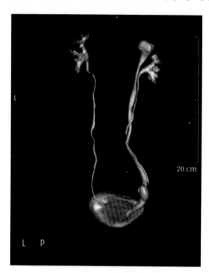

图 7-3　右侧重复输尿管

五、治疗

重复肾在无明显症状、无并发其他尿路畸形而肾积水不明显时可暂不处理。重复肾积水较轻伴输尿管异位开口、输尿管囊肿者，可行抗反流的输尿管膀胱吻合术，囊肿同时予以切除。重复肾并发输尿管开口囊肿仅行囊肿切除应慎重，因可能会发生术后反流性肾病而再次手术，故应引起重视。对于重复肾输尿管积水严重、反复感染，而正位肾功能正常时，可行重复肾、输尿管全长切除术。重复肾与正位肾各自有独立的血供，分离重复肾时需注意：①充分显露肾蒂血管，分离出重复肾与正位肾上下两组血供，保护正位肾血管。②重复肾游离应从远离肾门处开始，紧贴其表面及重复输尿管进行，近肾门处要求视野清晰。③完全重复的两支输尿管下段有共同外鞘，需紧贴重复输尿管游离，防止误伤正位输尿管血供。若重复肾功能丧失，正位肾长期受压萎缩及感染，其肾脏保留价值不大，如对侧肾功能正常，可将该侧重复肾及正位肾一并切除。两侧重复肾均需要手术时，一般应间隔 2 ～ 3 个月分期进行，以增加患者对手术的耐受力。

第三节 下腔静脉后输尿管

一、流行病学

下腔静脉后输尿管（retrocaval ureter）是较少见的泌尿系统畸形，本病系下腔静脉发育异常所致，表现为输尿管绕向下腔静脉的后侧面，也故有学者称之为输尿管前下腔静脉（preureteral vena cava）。约 1500 例尸检中有 1 例下腔静脉后输尿管，在尸检中男性较女性多 3 ～ 4 倍。在临床上男性较女性多 2.8 倍。有些病例可并发蹄铁形肾及肾脏畸形，如肾未发育、肾积水、旋转不良。

二、病因

下腔静脉从胎儿静脉丛发生，在胚胎时期有三对静脉与下腔静脉的发生有关，即后主静脉、下主静脉及上主静脉，三对静脉的分支相互吻合，在两侧形成静脉环。胚胎第 12 周时，后肾从骨盆上升，穿越此静脉环达腰部，故此环称为肾环，肾环分前后两部分，输尿管从中经过。当后主静脉萎缩时其血循环由上下主静脉及其分支承担，下腔静脉由肾环后面形成，因此，输尿管的位置应在下腔静脉的前方。如果后主静脉不萎缩，代替了肾环后面的部分，肾环前部即变成了下腔静脉，使输尿管的位置位于下腔静脉的后方，成为下腔静脉后输尿管。如静脉环的腹侧不消失，因为有右下主静脉在背侧及腹侧，故形成双下腔静脉，导致右侧输尿管位于双下腔静脉之间。

三、分类

本症典型病例是右侧输尿管绕过腔静脉之后，走向中线，再从内向外沿正常路径至膀胱，肾盂及上段输尿管伸长扩张，但不都发生梗阻。临床上可分两种类型，较常见的 I 型有肾积水及典型梗阻征象，梗阻近段输尿管呈鱼钩样，I 型梗阻部位在髂腰肌缘，该点是输尿管先向头侧，再走向腔静脉后；II 型没有肾积水或仅有轻度积水，此型输尿管在更高位置走向腔静脉之后，肾盂及输尿管几乎呈水平位，无扭曲，如有梗阻是因为位于腔静脉侧壁的输尿管受椎旁组织的压迫所致。

四、临床表现

下腔静脉后段输尿管与静脉粘连，加之腔静脉、腰大肌、主动脉之间的挤压，可造成输尿管梗阻、积水、继发感染、结石等。多数患者早期无症状，出现症状多在 30 ～ 40 岁。对于右侧腰部酸胀痛、绞痛过后伴有血尿而 B 型超声表现有不明原因的右肾输尿管积水者，应考虑本病的可能。

五、诊断

下腔静脉后输尿管的诊断主要根据静脉或逆行尿路造影（图 7-4）。X 线正位片显示右肾积水、输尿管上段扩张并向中线移位，越过第 3、4 腰椎而呈 S 形或鱼钩状影像。X 线侧位片可见输尿管被推压紧贴第 3、4 腰椎前缘，此为 I 型（低襻型），临床上最为多见。II 型（高襻型）极罕见，此型尿路造影时，下腔静脉后输尿管部分和肾盂几乎在同一水平呈倒置 J 形，肾脏正常或仅有轻度积水。体检时 B 超发现不明原因的右肾积水合并输尿管上段扩张，可为发现无症状的腔静脉后输尿管提供线索。静脉和逆行尿路造影可得以确诊。如上述检查不能确诊，可在逆行尿路造影的同时行下腔静脉造影，可见输尿管包绕下腔静脉。CT 增强扫描可显示输尿管位于下腔静脉之后椎体之前，环绕静脉，对 I 型、II 型腔静脉后输尿管均能明确诊断。磁共振水成像（MRU）可以清楚显示输尿管的走行，被认为是目前诊断下腔静脉后输尿管最好的无创伤性检查方法。本病诊断并不困难，但应注意同输尿管扭曲、腹膜后肿块所致输尿管移位相鉴别。输尿管扭曲不伴有肾盂、肾盏积水，扭曲形状不固定，可随体位的改变而发生变化或消失。腹膜后肿块致输尿管移位的方向、程度及形状与肿块大小、生长方向有关，形态多变，一般不呈 S 形。若诊断困难，可行下腔静脉造影，本病下腔静脉正常，腹膜后肿块者下腔静脉可有受压变形及移位或梗阻。

六、治疗

治疗上应注意：①若仅有轻度积水，又无明显症状，可先随诊观察，如症状及积水加重再行手术治疗。②肾盂及上 1/3 输尿管积水较明显、症状较重者，应做输尿管切断，将输尿管移到下腔静脉前做输尿管端端吻合。若输尿管与腔静脉后粘连较紧，不易分离，而输尿管又较充裕，可留置一段输尿管，使足够

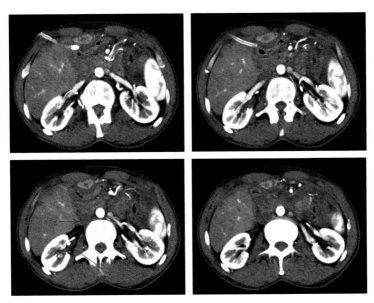

图 7-4 下腔静脉后输尿管

长的两断端做端端吻合，如输尿管远端粘连不紧易分离又较长，可做输尿管膀胱再植术。③下腔静脉在肾静脉下切断结扎或切断后转移至输尿管后做端端吻合。这种方法是由于近年来血管外科手术的进展而被采用，有学者认为，当患者对侧肾因其他疾病功能重度受损时，可考虑用此种方法。但目前此方法仍不能被广大学者接受，因手术较复杂，术后易导致下半身水肿等，仅对适当病例在条件具备时，方可考虑采用。腔静脉后输尿管病程越长，肾积水越严重，术后恢复越慢。因此，早期诊断、早期治疗，方能获得良好的治疗效果。

第四节　巨输尿管症

一、流行病学

多数典型巨输尿管症（megaureters）的输尿管没有或仅有轻度纡曲，虽源于远端梗阻，但未必有明显解剖学上的梗阻，故曾被称为失弛张性输尿管、原发性梗阻性巨输尿管、无蠕动远段输尿管或功能性梗阻性巨输尿管。研究输尿管的结构及超微结构，才使人们对巨输尿管症的病理生理及临床表现有了正确的理解。扩张的输尿管由于管壁缺乏有效的蠕动功能及远端梗阻造成上尿路尿液引流不畅，继发泌尿系感染、结石，最终损害肾实质，导致肾衰竭。不同原因所致的巨输尿管症的预后不尽相同，而且适当的治疗可防止肾功能恶化。

二、分类

巨输尿管一词已越来越广泛地被用于原发性及继发性输尿管病变。根据1976年国际小儿泌尿外科会议（美国费城）共识，巨输尿管症被分为反流性、梗阻性、非反流非梗阻性三类。

上述分类方法虽尚有缺点，但目前还是比较合理和全面的。有时需根据治疗的情况进行明确分类。如诊断为后尿道瓣膜引起的继发性梗阻性巨输尿管，在行尿道瓣膜电灼后，输尿管扩张好转，可诊断为非梗阻非反流性巨输尿管。

（一）反流性巨输尿管症

1. *原发性反流性巨输尿管症*　本症无明确的梗阻部位，其由于膀胱壁内输尿管太短、先天性输尿管旁憩室或其他输尿管膀胱连接部紊乱所致。

2. *继发性反流性巨输尿管症*　指继发于下尿路梗阻的输尿管反流。常见的原因有尿道瓣膜、神经源性膀胱、外伤性尿道狭窄，其他（如输尿管膨出、肿瘤、放射性膀胱炎等）。这类巨输尿管的治疗应先处理原发病，如后尿道瓣膜患者有40%～60%有输尿管反流，电灼瓣膜后反流有1/3缓解，1/3可被药物控制，1/3需手术，且多因为输尿管口解剖异常（如输尿管口周围憩室）而行手术治疗。后尿道瓣膜电切术后反流持续存在的同侧肾脏通常无功能，在做肾核素扫描后，可根据肾功能情况决定做肾切除或输尿管再植术。但应注意的是，一侧输尿管相反由于缓解了膀胱内压而对另一侧肾功能有保护作用，所以如有反流的无功能肾的对侧肾、输尿管也需手术时，可先做对侧手术，当其成功后再做无功能肾的切除，有助于对侧术后的恢复。

神经源性膀胱合并输尿管反流在控制原发病（如采取清洁间歇导尿）后大部分可停止进展，需手术者占少数。

3. *输尿管反流合并狭窄*　少部分输尿管反流患者同时合并狭窄。该类病多可归类于原发狭窄并继发反流。梗阻是由于输尿管壁肌肉被破坏、输尿管口憩室等造成，输尿管扩张反而往往是轻度的，且随年龄增长可自愈，但输尿管狭窄仍存在，对肾功能有危害。

（二）梗阻性巨输尿管症

1. *原发性梗阻性巨输尿管症*　包括输尿管膀胱连接部以上的梗阻，如输尿管狭窄、瓣膜、闭锁、异位输尿管开口及远端无蠕动功能输尿管等。

（1）先天性输尿管狭窄：狭窄可发生在输尿管的任何部位，狭窄段长短不一，最常见的部位是膀胱输尿管连接部。大体观察见输尿管解剖狭窄，镜下可见管壁肌肉大体正常，可有近端肌细胞肥大及数目相对增多，狭窄段有胶原组织增生。病因可能是在胚胎第 11 ～ 12 周输尿管发生过程中假性肌肉增生或血管压迫所致。

（2）远端无动力性输尿管：亦被称为先天性梗阻性巨输尿管，超声研究显示先天性巨输尿管梗阻外形上类似先天性肾盂输尿管连接部梗阻。有学者认为末端输尿管壁内纵行肌缺乏是导致功能性输尿管梗阻的主要原因。巨输尿管症大多为双侧性，但发病常不对称，常见左侧输尿管受累，并常伴有10% ～ 15% 的对侧肾脏缺如或发育不良。男性输尿管膀胱连接部梗阻的发病率是女性的 4 倍。对左侧发病居多的、双侧梗阻的病例是否左侧先发病，以及是否双侧最终都会出现梗阻尚无长期随访的报道。有学者在术中发现自肾盂输尿管连接部开始，上、中、下段输尿管壁上都存在环行肌束和胶原所构成的环状结构，即环状肌与纵行肌在全段管壁上不同部位发育异常和不平衡，由此引起的输尿管扩张、扭曲、成角可能是引起蠕动波传导减弱的直接原因。随着输尿管腔直径自上而下逐渐变细，存在于下段或壁内段的环状结构部分更易引起功能性不全梗阻，这可能是下段梗阻发病的原因。不能认为上、中段输尿管的扩张、扭曲只是由于下段梗阻压力增高而继发的改变。本病可能是全段性解剖、生理机制上的异常，而不仅仅是下段输尿管在解剖功能上的异常。本病诊断并无困难，但由于临床症状的非特异性和隐匿性，发病早期易被忽视和漏诊，从而延误早期处理。尿路造影仍是首选的诊断方法，与超声相结合，则更适用于不同年龄和状态的患者。在治疗上，大部分患者需要手术，一般认为输尿管下段切除后需着重预防术后膀胱输尿管反流，通常采用末端输尿管沿对侧系膜缘适当剪裁，剪裁后的管腔直径 0.4 ～ 0.5cm，长度 6cm，在膀胱肌层内黏膜下包埋 4 ～ 5cm。再植的输尿管口应位于膀胱侧顶壁，以减轻膀胱收缩导致早期尿液对输尿管口的冲击。术后鼓励患者勤排尿，并定期随访。

2. **继发性梗阻性巨输尿管症** 多见于尿道瓣膜、神经源性膀胱、肿瘤、输尿管膨出等下尿路梗阻引起的膀胱内压增高，膀胱壁或输尿管远端纤维化。其中后尿道瓣膜是最常见的原因。在电灼瓣膜后（如输尿管扩张无好转应怀疑）排除该病。发病机制可能是高张力逼尿肌 / 输尿管口或周围憩室纤维化，引起膀胱输尿管连接部梗阻。

输尿管膨出继发输尿管扩张的原因多为输尿管口狭窄，也有的膨出造成对侧输尿管扩张。有的巨输尿管继发于腹膜后肿块或血管压迫。

医源性梗阻性巨输尿管：最常见的是继发于输尿管再植术后输尿管狭窄，也有外伤致输尿管狭窄。有的输尿管再植术后狭窄为一过性，可以恢复。有的与输尿管蠕动功能有关，在输尿管皮肤造口或肾造口术后，经过一段时间的休息，输尿管功能可恢复。

（三）非梗阻非反流性巨输尿管症

1. 原发性非梗阻非反流性巨输尿管症　表现为全长输尿管扩张，但无纡曲。病因不清，无解剖狭窄，也无反流。可能是输尿管发育中的异常或输尿管梗阻解除后残留输尿管扩张。是否应早期手术，尚有争论。大多数学者认为，如巨输尿管属轻、中度，肾功能无恶化，无泌尿系感染者可以观察。如随诊发现患者梗阻症状加重则需手术治疗。

2. 继发性非梗阻非反流性巨输尿管症　输尿管扩张可继发于多尿，如糖尿病、尿崩症及强迫性多饮患者。细菌毒素也可影响输尿管肌肉蠕动功能。其他，如后尿道瓣膜电灼术后巨输尿管、输尿管再植术后输尿管扩张，此类输尿管扩张属原发病已愈，输尿管本身不需处理，但需要随诊，注意有无肾功能恶化及梗阻症状。此类患者如输尿管无蠕动功能或行输尿管再植术后无效，则需考虑其他手术治疗，如回肠代输尿管或肠鞘包输尿管等。

三、临床表现

尿路感染是最常见的症状，另外，也可见血尿、腰腹痛、腹部肿块、呕吐、生长发育迟缓、尿失禁等。有时在腹部手术或腹部检查时可发现巨输尿管。继发性巨输尿管症往往是在原发病检查时被发现。

四、辅助检查

1. 静脉尿路造影（IVU）　该方法是最常用也是必做的一项检查，能了解肾功能及上尿路形态。大部分巨输尿管可被发现，输尿管膨出、异位输尿管口也可初步诊断。目前临床上常用 CTU 代替 IVU。

2. 排尿性膀胱尿道造影（VCU）　可发现反流性巨输尿管症及继发性输

尿管反流的原发病，如尿道瓣膜、神经源性膀胱，同时能了解输尿管反流的程度及有无肾瘢痕。

3.B超　在 B 超检查中不易发现正常的输尿管，而扩张的输尿管可在充盈的膀胱后方被检出。

4.经皮肾穿刺造影　常用于诊断梗阻性巨输尿管。经皮穿刺肾盂注入造影剂，借以了解造影剂的排泄情况。正常情况下，造影剂注入后 15min 内可排入膀胱，如排泄延迟或未排泄至膀胱应考虑有梗阻性巨输尿管存在，同时应注意梗阻的部位。

5.膀胱镜检查及逆行肾盂造影　膀胱尿道镜可以直接观察有无尿道瓣膜、尿道狭窄，了解膀胱内有无肿块及膀胱黏膜的情况，并观察输尿管口位置。行逆行肾盂造影可帮助了解有无梗阻性巨输尿管及梗阻部位。

6.肾图检查　通过上述几种方法基本可明确巨输尿管症的病因。当区分梗阻性与非梗阻非反流性巨输尿管困难或需确切诊断梗阻性巨输尿管时，可行利尿性肾图检查（图 7-5 ～图 7-7）。肾图分四类：①正常形态不受呋塞米影响而自然排泄；②输尿管扩张但无梗阻，给呋塞米后显示核素逐渐堆积，但很快排泄；③梗阻性巨输尿管在注射呋塞米后未见核素清除增加与堆积增加；④在存在梗阻的肾图中，可见核素排泄增加但慢于正常。核素扫描图像可帮助诊断输尿管梗阻的部位。有些因素能够影响肾图结果的准确性，如肾发育不全、肾功能不全等。

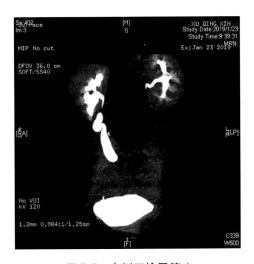

图 7-5　右侧巨输尿管 1

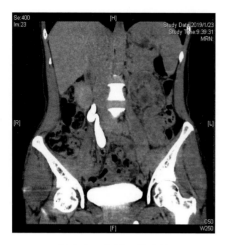

图 7-6　右侧巨输尿管 2

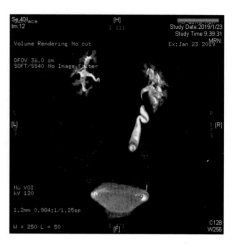

图 7-7　右侧巨输尿管 3

五、治疗

治疗原则应根据不同的患病人群具体情况具体对待。

1.成人　病情可能在儿童时期已经存在，到达成年则可判断其对肾功能的影响。如果没有肾功能失调、感染或排空不良等表现，则很少有手术指征。局限于盆腔段的巨输尿管症，绝大多数在幼儿时期无症状，往往由于感染或肾结石坠入扩大的末段输尿管才被发现，如果输尿管仍保持柔软性，仅做盆腔段输尿管的裁剪足以取得疗效。如果管壁已损害或并发输尿管周围炎，最合适的处理办法是膀胱瓣输尿管成形术（Boari 手术）。

2.儿童　如果肾和输尿管的功能良好，仅有轻度扩张，可继续观察，轻度的感染可对症处理，不必急于手术治疗。真正的巨输尿管、巨膀胱综合征采取任何外科手术的效果都不理想，也只有继续观察及对症处理。若输尿管有明显扩张、淤积、锐角扭曲而造成一定程度的梗阻，可考虑裁剪术。反流严重者应手术处理，如有狭窄应解决狭窄，如反流与狭窄并存，则可一期手术处理。对于年幼的儿童，切除输尿管梗阻段后，端端吻合后一般恢复良好。

对于肾脏已有明显破坏的病例，如对侧上尿路正常，唯一的方法是肾及输尿管全部切除，任何企图改善肾功能的手术都是徒劳的。

肾脏功能良好而输尿管无蠕动，可施行暂时性的尿流改道，等待输尿管的功能恢复，如等待期间肾功能恶化，则考虑行肾及输尿管全长切除。

功能恢复良好者，寻找输尿管的病变部位及病因，并予以解除。双侧性输尿管功能损害则只能行永久性尿流改道，如回肠膀胱术或输尿管皮肤造口术。

髂段或盆段输尿管裁剪、输尿管膀胱再吻合术：此手术适于髂段或盆段输尿管扩张、上段输尿管正常或基本正常者，在显露输尿管后，应对裁剪有一个全面的规划。手术步骤：下腹部腹膜外斜切口，在髂血管水平面找到输尿管，向下分离至膀胱，在盆腔内常见到巨大的袋状输尿管，而在其上段可见较多纤曲的输尿管。切开输尿管，在输尿管外侧缘剪裁多余的管壁，在近膀胱处剪断输尿管。用可吸收线间断或连续缝合管壁，使其具有正常口径的输尿管腔，残留的末端输尿管用丝线结扎。输尿管经裁剪后与膀胱吻合（一般采用黏膜下隧道法）。术中应注意：①只剥离裁剪段扩张的输尿管，并保持输尿管外膜的完整性，使裁剪后保留的输尿管具有良好的血供。②剪除的输尿管壁不宜过多，以免使缝合后的新管腔过细或发生缺血性坏死。需切除的输尿管段也不宜过长，以免吻合后张力过大，需在分离粘连、拉直纤曲输尿管之后做适宜的规划。③如上、下段巨输尿管皆需行裁剪成形术，则应先行盆段裁剪术，对上段输尿管只行松解盂管交界部粘连，拉直纤曲的输尿管，保证下段输尿管的侧支血液循环，并观察肾盂引流的排空情况。如上段仍需行裁剪肾盂成形术，则于下段裁剪术完全愈合后再施行。④裁剪后的输尿管置入膀胱的部位宜选择在三角区偏中，原输尿管口的稍上方。过于侧位或入口处过紧，则容易形成角状梗阻。

腰段输尿管裁剪术：腰段输尿管扩张、明显纤曲者，应予以裁剪成形。手术步骤：经腰腹膜外途径显露腰段输尿管，可见此段输尿管极度扩张、纤曲、有纤维性粘连。输尿管的纤曲予以解剖，但仅在需要切除的一段进行彻底游离。小心保护肾盂及远端输尿管的血液供应，不要剥离输尿管壁的外层。在输尿管的外侧缘进行剪裁，剪裁后输尿管口径应大小适宜，以免狭窄。有时需要切除一部分扩张的肾盂及与输尿管的交界处。将剪裁后的输尿管用可吸收线缝合成管状，扩大的肾盂口上缘缝合关闭，下半留一与输尿管口相当的开口，在无张力情况下行肾盂输尿管吻合。吻合完毕应放置支架管，吻合剪裁处旁放置引流管，逐层关闭切口。

第五节　输尿管囊肿

一、概述和分类

输尿管囊肿是一种较为常见的先天性泌尿系统疾病，其表现为输尿管末端的囊性扩张，可以造成输尿管梗阻、反流，进一步导致肾脏功能的损害。输尿管囊肿主要分为两类：成人型和婴儿型。成人型又被称为单纯型输尿管囊肿，该型患者的输尿管开口大多位于正常的膀胱三角区，多数仅造成输尿管梗阻，而无输尿管反流存在。婴儿型输尿管囊肿则同时多伴有患侧重复肾或输尿管畸形，80%的输尿管囊肿来自上位重复肾系统，不仅造成上位重复肾系统梗阻和积水，而且还可以压迫同侧下位肾输尿管造成梗阻或导致输尿管反流。

二、病因

输尿管囊肿的发生存在多种假说：一种假说认为在胚胎发育第37天时，尿生殖窦生出输尿管芽，其中的一个两层细胞结构的Chwalle's膜被吸收后形成输尿管膀胱开口，如果Chwalle's膜未能完全被吸收，就可以造成输尿管开口的狭窄；另一种假说则认为输尿管膀胱壁段肌肉发育不良导致输尿管缺乏足够的肌肉支持，这造成了远端输尿管发生扩张畸形；此外，还有学者认为其他输尿管畸形，以及膀胱病变是输尿管畸形发生的重要因素。

三、成人型输尿管囊肿

（一）临床表现与诊断

多数病例由于尿路感染或肾积水而被发现，部分病例是在反复多次尿路感染后才得到确诊。输尿管囊肿可以巨大甚至占据整个膀胱，影响对侧输尿管；还可以遮盖膀胱颈口，导致排尿困难。超声检查常可以发现膀胱内囊性占位，并且直径随时间改变不断的变化。静脉肾盂造影可以发现典型的海蛇头样改变：输尿管囊肿内充满造影剂，表现为膀胱区影像内更高密度的海蛇头状影像，周围由于存在囊肿壁，而在海蛇头的周围有薄薄的一圈阴影。而如果患侧的肾脏功能严重受损，则可造成囊肿显影剂充盈不良，就表现为膀胱内巨大的椭圆形充盈缺损。患侧肾脏和输尿管可以表现为一定程度的积水。膀胱镜检查具有诊断意义。膀胱镜下可以在正常输尿管开口部位发现球形隆起，伴有节律性膨胀和收缩，仔细观察可以发现膨胀后囊肿即从前方一针眼大小孔隙内喷出尿液，囊肿随之皱缩。

（二）治疗

成人型输尿管囊肿治疗可以行经尿道膀胱镜下囊肿切开术：冷刀切开或刀形电极切开均可，由于囊肿壁基底处常有一支小动脉分支，切开时有时可以造成血管损伤，刀形电极切开能够同时止血，便于手术处理，建议刀形电极切开作为首选手术方法。输尿管囊肿切开应在囊肿膨胀最大时进行，可以沿输尿管开口走行做囊肿前部纵向剖开 2/3，也可以沿囊肿前部与膀胱壁交界处做环形切开 2/3；两种切开方式均应保留囊肿壁，切开后囊肿不再膨隆即证明囊肿切开完全，保留囊肿壁还可避免术后出现输尿管反流。

四、婴儿型输尿管囊肿

婴儿型输尿管囊肿多同时合并患侧输尿管重复畸形。囊肿多来自上位肾所属输尿管末端，依据 Weigert-meyer 法则，下位肾脏所属输尿管开口正常位置，而上位肾脏所属输尿管开口异位，多开口于正常位置的内下方。婴儿型输尿管囊肿也可以异位发生，甚至是后尿道或阴道内。婴儿型输尿管囊肿多可以造成较严重的梗阻，加重上位肾积水。

（一）临床表现

最常见的症状是尿路感染或无症状菌尿，有时输尿管囊肿因患儿腹部巨大的肾积水包块而被发现；异位的输尿管囊肿还可膨出尿道外口或表现为阴道肿块。如果输尿管囊肿很大就可以造成膀胱颈梗阻，甚至造成对侧输尿管口梗阻，进而造成对侧肾积水。异位输尿管囊肿也可脱垂进入尿道，影响尿道括约肌功能造成尿失禁；部分输尿管囊肿也可以造成血尿。大多的输尿管囊肿并无特殊表现，患儿发育迟缓或仅有轻微的腹部不适，在偶然进行的各种辅助检查中，如超声、CT 或静脉肾盂造影中被诊断出来。

（二）辅助检查和诊断

影像学手段是诊断输尿管囊肿的重要依据。它可以确定输尿管囊肿和重复肾畸形的存在，还可以判断囊肿是否造成梗阻，并确定有无输尿管反流的存在。

1. B超　许多输尿管囊肿的初期研究数据来自超声检测,无创和允许反复检查的特点使得超声可以探究输尿管囊肿对泌尿系统解剖和病理生理的影响。婴儿型输尿管囊肿多合并重复肾脏畸形,超声检查可发现两个完全分离的肾脏集合系统、扩张的输尿管和上位扩张积水肾脏相连接,上述影像高度提示输尿管囊肿的存在,而如果下位肾所属输尿管存在反流或输尿管囊肿造成下位肾所属输尿管梗阻,下位肾及其所属输尿管也可以造成积水,当然巨大输尿管囊肿还可以造成对侧输尿管梗阻,进而造成对侧肾脏输尿管梗阻,超声检查均可以获得明确的诊断。超声还可以直接观察到膀胱内不断变化的囊性病变,另外,还可以发现上位肾脏回声的增强,提示肾脏发育不良。

超声检查也存在许多不足,如果膀胱过度充盈,输尿管囊肿可以被压扁而不被发现,而膀胱充盈不良时膀胱壁与囊肿壁相贴又不易分辨。有时空虚的膀胱内输尿管囊肿可能被误认为是部分充盈的膀胱。但此时如果注意到膀胱后方扩张的输尿管时即可避免发生类似的错误。有时偶尔发现一个巨大的输尿管囊肿,却未能发现所属的肾脏集合系统和输尿管,相应上位肾脏皮质也无法发现。此外,无积水的异位输尿管由于没有症状而很难诊断。当然,有时扩张的异位输尿管可以与膀胱壁紧密相贴,也能造成类似输尿管囊肿的假象。这种情况的差别是输尿管囊肿与膀胱之间的间隔是较薄的囊肿壁,而扩张的输尿管与膀胱之间却有着厚厚的膀胱壁。

2. 静脉肾盂造影　静脉肾盂造影是诊断输尿管囊肿最有价值的检查方法。静脉肾盂造影可以发现典型的膀胱区影像内输尿管囊肿海蛇头样改变,而在海蛇头样的周围有薄薄的一圈阴影(图7-8,图7-9)。上位肾由于功能不良,常在静脉肾盂造影中显影不良或是不显影;但是上位肾常积水严重,压迫下位肾脏向下方和侧方移位,如果静脉肾盂造影中见到仅有部分显影的肾脏集合系统,并出现受压移位,应进一步检查确定有无扩张积水的上位肾脏存在。

上位肾所属输尿管在静脉肾盂造影片中较少显影,而下位肾所属输尿管可以发生偏离,这多是上位肾所属扩张积水的输尿管压迫所致。而如果患侧的肾功能严重受损,则可造成囊肿显影剂充盈不良,就表现为膀胱内巨大的椭圆形充盈缺损。患侧肾脏和输尿管可以表现为一定程度的积水。

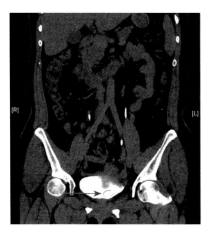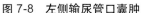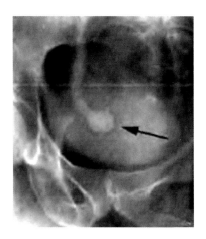

图 7-8　左侧输尿管口囊肿　　　　图 7-9　右侧输尿管口囊肿

3.膀胱镜检查　膀胱镜下可以在输尿管正常开口部位发现球形隆起，囊肿随之伴有节律性膨胀和皱缩。

（三）治疗

进行任何手术治疗以前，均应对患者泌尿系解剖变异和病生理改变进行充分的检查了解，并且要根据个体病情制订合适的治疗方案。

输尿管囊肿患者的病理生理和临床表现各异，并不是某种手术方式即能适应所有的患者，治疗目的包括保护肾功能、减少泌尿系感染、去除输尿管梗阻、解决输尿管反流、维护患者尿控能力。手术的难易程度和术中损伤情况也是重要影响因素。合并上尿路畸形的输尿管囊肿的治疗方法长期以来一直存在争议。

首先要考虑的是保护肾功能，这主要是要去除存在的梗阻，解除输尿管反流，以避免感染造成的肾功能破坏，这两者有时是统一的：解除梗阻可减轻反流；而有时却是矛盾的：解除梗阻后使输尿管出现反流或使原有的反流加重。治疗方案需要多方面考虑。

1.上位肾脏切除、全长所属输尿管切除和输尿管囊肿切除　由于多数情况下上位肾功能很差，常没有保留的意义，还可能是感染和反流的诱因，治疗可以进行上位肾脏切除、全长所属输尿管切除和输尿管囊肿切除，以消除梗阻和感染诱因。输尿管囊肿应自膀胱内分离，避免损伤下位肾所属输尿管血供。此种术式可以解决几乎所有的解剖异常和病生理异常；但手术创伤较大，部分患者可能被过度治疗。

2. 腔内治疗　　另有学者认为婴儿型输尿管囊肿患者也可以进行腔内膀胱镜治疗，在膀胱镜下进行输尿管囊肿切开术，许多患者在囊肿被切开后，不但所属输尿管梗阻因素得到解除，下位肾所属输尿管梗阻也同时得到解除，患者在接受很小的腔内手术后，即可以解决输尿管囊肿导致的病理生理异常，达到治疗的目的。

但是此种手术后，部分患者在所属输尿管梗阻因素得到解除的同时，却导致输尿管反流加重，感染加重，导致手术仅达到部分治疗的目的，此时往往需要再次手术以解决新的异常。当然，此种术式使多数患者避免复杂手术治疗，而合并输尿管反流的患者，也可以在患者年龄增长后择期进行，这使得此种术式仍为大多数人所推崇。

3. 上位肾切除术　　此种术式同样也是基于上位肾脏大多严重不良，保留后往往仍然是感染和梗阻的诱因，切除不仅可以去除潜在的疾病，对肾功能也无较多影响。此种手术后,上位肾所属输尿管囊肿可以扁缩，达到治疗目的。当然如果输尿管囊肿未能扁缩，也可以采用腔内膀胱镜下囊肿切开术，避免了复杂手术治疗。

第六节　输尿管其他畸形

一、输尿管憩室

输尿管憩室（ureteral diverticula）分为三类（1972）：①盲端分支形输尿管；②真性先天性憩室包含正常输尿管全层组织；③继发性憩室为黏膜疝出。先天性憩室很少见，可起源于输尿管膀胱连接部之上的远段输尿管、中段输尿管及肾盂输尿管连接部。憩室可很大，可有继发性肾积水，患者有腹痛或肾绞痛，查体可触及囊性肿块。单一继发性憩室可并发于输尿管狭窄、结石或外伤后，小的小于5mm（多发憩室）可能是慢性炎症的结果。大憩室可手术切除而保留肾脏，除非肾脏有不可逆性炎症反应才做肾切除术。

二、输尿管瓣膜

输尿管瓣膜很少见，为含有平滑肌纤维的过多黏膜皱褶呈瓣膜样造成梗阻，多发生在中 1/3 输尿管或肾盂输尿管连接部。病因不明，可能是胚胎期输尿管腔内正常多发横向皱褶的残留。临床表现为腰痛、尿路感染、高血压和血尿。男女发病率相等，左右发病率也相等。横向的非梗阻性输尿管黏膜皱褶在新生儿的发生率为 5%，随着年龄的增长逐渐消失。如有梗阻，则考虑手术治疗。

三、髂动脉后输尿管

髂动脉后输尿管（retroiliac ureter）或称输尿管前髂动脉（preureteral iliac artery），本病罕见，可位于任何一侧，也曾有双侧的报道。由于受动脉的压迫，梗阻位于腰 5 或骶 1 水平。常并发其他泌尿系畸形，如输尿管口或中肾管口异位。正常情况下脐动脉的原始腹支被位于主动脉及脐动脉远端间的背侧支所替代。如腹支不消失而背支未形成则造成输尿管位于其后。

四、输尿管闭锁及发育不全

输尿管闭锁及发育不全（atresia and hypoplasia）是由于输尿管芽发育不足所致，同侧三角区可发育不良，但也可正常，输尿管口完全闭锁，表现为一小凹陷。输尿管被纤维条索所替代，但也可正常或发育不良，终于盲端或连接一纤维条索，上面冠以发育异常的残肾。在输尿管肾盂闭锁并发多房性肾囊性变时，该纤维段可能存有小腔。Cussen（1971）通过研究临床尸体，发现 147 根扩张的输尿管中有 5 根在扩张段以下闭锁，闭锁段长 0.5 ～ 50cm，没有管腔也没有上皮组织，替代输尿管的是一纤维索，有时被平滑肌束所包绕。病变近端的输尿管形态正常。如闭锁仅限于输尿管肾盂部，则冠于其上的是多房性发育异常的肾脏。较长段的输尿管闭锁及低位闭锁可影响预后。

五、输尿管远端闭锁及先天性巨大输尿管积水

输尿管近端发育正常但远端闭锁，可伴正位或异位输尿管口，输尿管发育早期便可出现异常，如发生在有尿分泌以后，可出现一巨大囊样或管样节段性扩张的输尿管及一无功能肾脏。先天性巨大输尿管积水（congenital giant megaureter）是指输尿管极度扩张、伸长、纤曲，常合并输尿管远端狭窄或闭锁及重肾输尿管畸形。与巨大输尿管积水相连的多为无功能发育异常

的小肾，膀胱容量及功能正常。本症与巨输尿管症不同，虽然也有输尿管下端机械性梗阻，但输尿管极度扩张成大囊，而其肾脏又多发育异常，且功能极差。巨输尿管症多继发于下尿路梗阻的输尿管反流、膀胱输尿管连接部机械性或动力性梗阻等。巨输尿管症伴同侧肾发育异常者不多见，而先天性巨大输尿管积水的临床表现及病理特征不同于一般的巨输尿管症，诊断有一定困难，极易与巨输尿管症相混淆。先天性巨大输尿管积水多以腹部隆起及包块而就诊，往往伴有同侧肾发育异常，偶可有尿频、腹胀，伴有输尿管异位开口者可能出现漏尿。体检时可见腹部膨隆，并可扪及宽条索状囊性包块，几乎占据整个腹部。IVU 患肾多不显影。B 型超声可发现扭曲、扩张的输尿管，肾脏多失去正常的形态，多为萎缩的小肾脏。膀胱镜检查在 IVU 不显影的病例中多找不到患侧输尿管开口。先天性巨大输尿管积水与巨输尿管症均可伴有输尿管下端机械性梗阻，但前者输尿管极度扩张成大囊，直径通常为正常输尿管的 10～20 倍，同时伴有肾脏发育不全、肾脏萎缩及囊性改变，肾功能极差，一般无尿路感染。而巨输尿管症则可能在输尿管发育过程中，仅限输尿管的发育异常，极少伴有肾发育异常，尿路感染为最主要症状，伴有血尿或腰痛。先天性巨大输尿管积水可以同时伴有同侧重复肾、输尿管畸形或异位输尿管开口，输尿管扩张可发生于重复输尿管其中的一根。有时也因输尿管积水而误诊为腹膜后肿瘤。结合病史及查体，通过 B 型超声、CT 及 IVU 检查，一般均可明确诊断，并可与巨输尿管症、肾积水、腹膜后肿瘤相鉴别。诊断不明时，可考虑直接经开腹手术探查，不宜采用 B 型超声下穿刺造影，以免引起继发感染。因先天性巨大输尿管积水多伴有同侧肾发育不全，肾功能极差，输尿管极度扩张，治疗上主张采用患侧肾输尿管全切除，只有在伴有重复肾畸形，下位肾发育良好时，才可考虑上位肾及相应输尿管切除，保留下位肾。当因梗阻已造成肾发育严重异常且输尿管成形手术解除梗阻对肾功能恢复不起任何作用时，则不主张再行输尿管成形及输尿管膀胱再植手术。由于该病多系单侧病变，故预后良好。

六、输尿管异位开口

输尿管异位开口是指输尿管不开口在正常的膀胱三角区部位，主要由于输尿管芽延迟或没有与中肾管分离所致（图 7-10）。异位开口可发生在泌尿生殖道，如尿道、精囊、射精管、前列腺窦、阴道及前庭、子宫颈等处。

如输尿管异位开口于膀胱三角区至膀胱颈的区域内，一般不会引起临床症状。

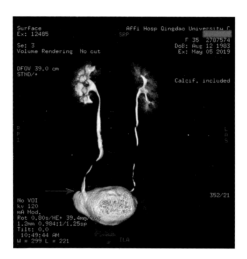

图 7-10　右侧输尿管异位开口

（陈　强　杨　彬）

第 8 章
输尿管损伤

一、流行病学

输尿管位于腹膜后间隙，疏松地附着于腹膜的后层，走行于腰大肌的前方。输尿管为纤维肌性组织，本身有一定的韧性，周围有厚韧的肌肉、腹腔脏器及骨盆保护，一般不易造成外伤。若因外伤造成输尿管损伤，往往为贯通伤或合并严重的胸腹外伤。输尿管损伤更常见于医源性损伤，近几年，由于盆腔肿瘤和妇科肿瘤的发病率逐年上升，手术根治性切除的范围越来越广泛，输尿管损伤的发病率逐年上升。且在盆腔肿瘤的栓塞治疗中，也遇到较多因栓塞范围过广，而致输尿管缺血坏死的病例。

外伤性输尿管损伤的数量逐年下降，而医源性损伤的数量却不断上升，如及时发现与处理损伤，通常预后较好。如发现较晚或处理不当，不可避免的会发生尿外渗、感染、上尿路梗阻等，若发生严重并发症，甚至可危及生命。因此，对于输尿管损伤，必须引起重视。

二、解剖学

医源性输尿管损伤主要见于输尿管的下 1/3。下段输尿管起源于骨盆上口，相当于与髂血管分叉处的稍上方，下至膀胱的输尿管口。下段输尿管跨越髂血管，沿髂内动脉的内侧下行达坐骨棘，再转向前内方，沿盆底上方的结缔组织直达膀胱底，男性在膀胱前外侧壁与膀胱底部之间，贴近直肠侧韧带，在输精管的后外方与其交叉，并转向输精管的内下方和精囊顶部的上方，斜行穿入膀胱。女性在坐骨棘水平开始向前、下、内，经子宫阔韧带基底附近的结缔组织，至子宫和阴道穹窿的两侧，于距子宫颈约2.5cm处，从子宫动脉后方绕过，在子宫颈阴道上部外侧约 2cm 处向前行进，然后斜向内侧经阴道前方至膀胱底，斜行进入膀胱（图 8-1）。Novak 指出女性输尿管在解剖上有 5 处易损伤：①与髂血管交界处；②与卵巢窝交界处；③韧带内部分；④与子宫动脉交叉处；⑤子宫颈旁进入膀胱处。

输尿管的血液供应有几种来源，最常见引起输尿管损伤的是输尿管下段血供受损，主要有膀胱上动脉、下动脉、直肠中动脉的分支供应，这些分支血管在进入输尿管浆膜层下有广泛的交通支形成动脉网以供应各层。分支血管的损伤一般不会造成输尿管缺血坏死而致输尿管损伤，但如果术中清扫游离范围广泛，可导致输尿管缺血坏死而损伤输尿管。

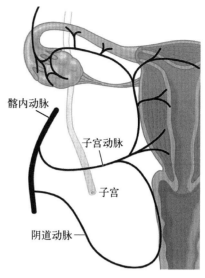

图 8-1　输卵管与子宫动脉的解剖关系
引自《坎贝尔 - 沃尔什泌尿外科学》第九版

三、输尿管损伤的病因及分类

（一）外伤性输尿管损伤

外伤暴力所致输尿管损伤是少见的，不足输尿管损伤的 1/4，其在贯通伤中的发生率低于 4%，在钝性伤中不足 1%。

1. 开放性贯通伤　主要见于战时弹片、刺刀等贯通伤，损伤可直接造成输尿管穿孔、割伤或切断（图 8-2）。当发生腹部贯通伤，尤其是枪伤时，需考虑有无输尿管损伤的发生。子弹主要通过损伤输尿管血供而间接导致输尿管损伤，其极快的速度在运行过程中往往产生较强的热力，可造成输尿管周围血管受损，从而产生坏死。

2. 非贯通性损伤　临床较少见，主要见于较剧烈的暴力外伤，如严重车祸、高处坠落等。这种暴力创伤往往合并有其他脏器损伤，病情复杂而严重。当受到强烈外力作用时，腰椎过度侧屈或伸展，使得有一定活动余地的肾脏向上移位，而输尿管相对固定，造成肾盂输尿管连接部撕裂或断离。因此，对于暴力创伤致腰椎断裂或腰椎脱位的患者，应仔细诊断是否同时伴有输尿管损伤。

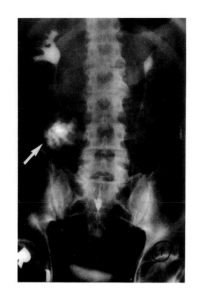

图 8-2 上段输尿管穿刺伤

排泄性尿路造影显示尿外渗。损伤部位以下输尿管缺乏造影剂（箭头）说明输尿管完全离断；引自《坎贝尔 - 沃尔什泌尿外科学》第九版

（二）医源性输尿管损伤

输尿管损伤绝大多数为医源性损伤，约占80%，其中以手术损伤最常见。而术中又以妇产科手术损伤最为多见。开放、腹腔镜和内镜手术均会造成输尿管的损伤，且通常术中不易发现，可引起严重的后遗症。医源性损伤常见于以下几类。

1.手术损伤　可发生于多种手术中，尤其是妇科手术和结直肠手术。盆段输尿管损伤多见，因为盆段输尿管与盆腔脏器解剖关系密切，手术部位通常较深，显露困难，一方面像子宫切除、前列腺等较大手术，术中出血较多引起手术创面不清楚，此时行缝扎止血容易引起输尿管损伤；另一方面盆腔肿瘤常浸润输尿管，粘连较重，解剖层次不清，手术分离过程中极易损伤输尿管。手术损伤的类型很多，常有钳夹、误扎、切开、切断、撕裂。有时虽未直接损伤输尿管，但术中大面积分离清扫或结扎血管束，损伤了输尿管的血供，同样可以造成输尿管缺血坏死，而间接致其损伤。

妇科手术输尿管损伤发生率为0.5% ～ 1.2%，而75%的尿瘘系因妇科手术损伤产生。其中子宫切除时子宫动脉与输尿管交叉处损伤率最高，妇科手术误伤输尿管的几种常见原因：①切断或缝扎子宫阔韧带或卵巢悬韧带时，误切或误扎输尿管；②子宫颈旁切断或缝扎子宫主韧带时，误切或误扎输尿管；③因肿瘤或病变造成输尿管解剖异常、移位，未将输尿管分离清楚，而仍按常规步骤处理韧带；④处理阴道残端时剥离膀胱不充分，钳夹阴道而损伤膀胱壁间段输尿管；⑤在子宫主韧带或阴道断端两侧角出血难以控制时，因盲目止血而伤及输尿管。另外，子宫肌瘤行栓塞治疗亦可造成输尿管损伤，分析原因可能是在插管栓塞过程中，未能高选择性插入子宫动脉，而是在髂内动脉水平栓塞，同时将输尿管动脉栓塞，造成输尿管缺血坏死，出现损伤而致尿瘘或肾功能损伤。

经腹会阴直肠癌根治术的输尿管损伤率平均为 3.7%，由于解剖因素，损伤一般以左侧为多，常见原因：①游离降结肠及乙状结肠剪开其两侧腹膜时，误伤深面的输尿管。②切断结肠系膜下血管时，可将其深面伴行的输尿管一并结扎切断。③钳夹、切断两侧直肠侧副韧带时，误将同侧输尿管一并钳夹切断。④分离至直肠膀胱窝（直肠子宫窝）附近、输尿管和输精管交叉处及骶骨岬部时，易损伤输尿管。⑤盆腔内肿瘤转移或浸润，强行分离粘连时割破、切断输尿管或损伤它的血液供应；直肠游离不彻底，未达肛提肌平面时，会阴提取直肠时，可将膀胱输尿管一并拉出造成误伤。

随着各学科腹腔镜手术的广泛开展，输尿管损伤的数量也逐渐增加。由于腹腔镜操作空间较小，再加之医师操作熟练程度不一，许多医院出现输尿管损伤的情况，主要见于以下几种情况：①由于输尿管紧贴侧腹膜下行，剪开侧腹膜并游离分解时，对解剖层次不熟悉或对镜下输尿管的形态辨认困难，误将输尿管认为血管，给予电凝、上钛夹甚至切断；②子宫、卵巢、直肠手术，在游离侧壁组织时，因为组织较多，层次不清，易造成损伤。

一些其他情况也会造成输尿管损伤，如腹部血管手术、剖宫产、腰交感神经等手术。泌尿系统手术也有输尿管损伤的报道，如经尿道前列腺电切时烫伤输尿管管口。

2. **器械损伤**　输尿管因器械检查或操作造成的损伤，往往有多种因素造成，其中与术者的操作水平有密切的关系，多为操作粗暴所致，最严重的是操作过程中出现输尿管剥脱。部分患者因发育畸形，解剖异常，而术者术前未做详细的检查，盲目操作损伤输尿管。最常见以下几种情况。

（1）输尿管插管：主要损伤在输尿管下端，行经膀胱输尿管逆行插管或造影时发生，插管时用力过大，大多数情况下仅引起黏膜损伤，表现为轻微血尿、腰痛或发热，对症处理后即可消失，无太多临床意义。如果过于粗暴、力量过大，可造成输尿管穿孔，此为较少见的严重并发症，常见于输尿管过粗、过硬或输尿管有炎症或结核性病变或远端因结石刺激黏膜水肿、息肉造成狭窄所致。若造影时注入造影剂压力过高，有时可造成肾盂输尿管交界处破裂。

（2）输尿管镜检查及碎石过程中损伤：见输尿管镜并发症一章。

（3）输尿管扩张：肾盂输尿管连接部狭窄、输尿管术后或结石碎石后，均可出现输尿管狭窄，治疗可采用输尿管扩张术，如扩张过程中，用力过大、过猛，轻者可造成输尿管黏膜撕脱，肌束断裂，重者破裂而损伤。

（4）经膀胱镜行输尿管套石术：原是最多见的输尿管损伤原因之一，随着体外振波碎石术、输尿管镜气压弹道碎石、激光碎石的广泛应用，此类手术临床已较少应用，由此造成的输尿管损伤已少见。

3. 放射性损伤　随着盆腔肿瘤，尤其是宫颈癌、直肠癌的发病率逐年升高，放射治疗在肿瘤治疗过程中的作用越来越大，由此带来的输尿管损伤数量增多。高强度的放射性物质，如 ^{60}Co 外照射、镭内照射时，输尿管下端也接受相当剂量的放射线照射，但由于输尿管对放射线有较好的耐受性，一般不易损伤。但由于放射治疗的方式不同，剂量不一致，输尿管所受损伤亦不同。治疗早期，可出现放射性黏膜水肿，造成较轻的梗阻，可自行消退；随着剂量的增加、次数的增加及时间的延长，可出现广泛盆腔输尿管狭窄、输尿管壁放射性硬化和盆腔脂肪纤维化累及输尿管造成输尿管梗阻，导致肾积水、肾功能受损。

四、输尿管损伤的病理

输尿管损伤后的病理变化，因损伤的类型不同，处理的时间及方法不同而有很大差别。

1. 穿通伤　多见于输尿管镜检查或插管术，可造成黏膜破裂、穿孔，若能及时发现处理，往往无明显病理变化；若处理不及时，则可能导致急慢性炎症、局部黏膜组织水肿、尿外渗等，伤后 2 周，伤口逐渐愈合可形成窦道。输尿管穿孔后，可发生尿液的外渗，尿液若从伤口流出，则形成外瘘，如输尿管皮肤瘘或输尿管阴道瘘；若与肠道或其他空腔脏器交通，则形成内瘘，两者均可导致感染。尿液引流不畅或为闭合性损伤，可致尿液渗入腹膜后，易造成严重的腹膜后感染、败血症或形成广泛的腹膜后纤维化，当尿液进入腹腔时可形成弥漫性尿性腹膜炎；若尿液外渗未发生感染，尿液可局限化，形成尿液憩室后囊肿。另外，输尿管损伤后，受伤部位可能形成息肉，从而导致局部狭窄或完全闭锁，致肾功能减退或丧失，感染后则形成脓肾。

2. 钳夹伤　多为术中分离血管或韧带时，未将输尿管完全游离即钳夹，或急性出血误夹血管后及时松开。轻者可自行恢复，无任何并发症；重者可出现输尿管水肿、管壁纤维化性狭窄，或钳夹部短时间坏死，造成尿瘘，最终致肾积水、肾衰竭。

3. 结扎　多于急性出血行大块组织缝扎止血时发生，常为单侧，双侧少见，可发生以下情况：①部分输尿管贯穿接扎，可引起受扎部位狭窄，排泄不畅，形成肾盂积水，有时尿液沿缝线外渗，而形成尿瘘。②单纯完全性结扎，若对侧肾功能正常，可无症状或尿量减少，或有些症状如腰部胀痛等。此时，肾盂内压力急剧增高，经集合管传至肾小管、肾小球，达到相当于肾小球滤过压时，尿液停止分泌，但肾内血循环仍保持正常，通过"安全阀"的开放，降低肾盂压力，暂缓肾功能的破坏，此时解除梗阻，肾脏的功能可部分恢复，一般认为 3 周内解除梗阻，可恢复部分肾功能，超过 3 周，肾功能恢复的可能性较小。但也有学者认为 2 个月以内解除梗阻，肾功能仍可部分恢复。若肾实质受压时间较长，至循环不良，肾脏就逐渐萎缩，此时不会发生肾、输尿管积水。③双侧结扎，可出现术后无尿。

4. 扭曲　在缝扎输尿管周围组织时可牵拉输尿管壁而形成扭曲；另外，周围组织的炎性反应及瘢痕收缩、粘连牵拉均可造成输尿管扭曲。输尿管扭曲可引起尿液引流不畅，使上端输尿管扩张、积水，并可并发结石或感染。如盆腔脏器肿瘤广泛清扫或行放射治疗后，部分患者出现腹膜后纤维化，造成输尿管扭曲、管壁纤维化、硬化致输尿管蠕动较差，而出现双侧肾积水。

5. 断离或切开　往往在术中发生，可出现尿液外溢。若术中及时发现，立刻进行插管、修补或吻合，处理得当，往往无并发症；若术中未发现，术后则可出现尿瘘。

6. 缺血性坏死　由于输尿管的血供为分段供应，血管进入输尿管鞘后，又分为升支和降支，各升降支之间相互吻合，在输尿管壁内形成丰富的血管网，因此一般的输尿管分离，不会引起输尿管的缺血坏死。若术中过度分离、剥脱（如盆腔肿瘤行广泛性清扫、盆腔巨大肿瘤切除术或栓塞治疗），可造成盆段输尿管的鞘膜及血循环均遭到破坏，甚至发生平滑肌撕裂。此段输尿管失去血液循环，又没有周围组织支持，其蠕动功能明显减弱或消失，导致尿液在该段输尿管长期淤积。再加上清扫后，局部组织液及淋巴液溢出较多，引流不畅易于感染。缺血、扩张、内压增高、蠕动力差的盆段输尿管被浸泡在可能感染的积液中，易发生穿孔或大段坏死。一般在术后 1 ～ 2 周发生，输尿管缺血坏死，造成输尿管直肠瘘、输尿管阴道瘘或输尿管皮肤瘘等。

7. 放射性损伤 盆腔肿瘤术后常需盆腔或内放射治疗，其对输尿管可能无直接损伤，但易发生腹膜后纤维化，盆腔组织广泛粘连，造成输尿管粘连、蠕动减弱，输尿管扩张积水，导致肾积水、肾功能受损；重者可使其血供受损，出现坏死、尿瘘。

五、输尿管损伤的临床表现

输尿管损伤的临床表现取决于损伤发现的时间、严重程度、单侧还是双侧、损伤后有无感染、尿瘘发生的时间及部位。严重外伤所致输尿管损伤，由于合并伤较重，往往掩盖输尿管损伤的表现。少数病例，一侧输尿管被误扎引起急性梗阻，造成单侧肾功能丧失，临床可能无任何表现，以后行排泄性尿路造影时，发现肾脏无功能。另外，单侧与双侧损伤的表现可能完全不同。

1. 尿外渗或尿瘘 凡输尿管全层坏死、破裂或断裂者，均有尿液沿破裂或手术部位溢出，溢出的尿液可沿腹膜后间隙漏至腹膜后疏松组织引起腰痛、腹痛，甚至可刺激腹膜后神经丛，引起肠蠕动减弱，出现腹胀。向下可渗至膀胱直肠周围，引起下腹部胀痛、直肠刺激症状等。若尿液引流通畅，2 周后可形成瘘管，持续漏尿，经久不愈。严重者尿外渗合并感染，化脓穿破皮肤或阴道形成尿瘘。有时瘘口周围常出现炎症肉芽组织，发生皮肤尿液性皮炎。

2. 感染或腹膜炎症状 多为继发性感染。无论何种原因造成的输尿管外伤，一般都可引起局部组织出现炎性反应，再加上尿瘘或尿外渗后局部尿液积聚，容易引起继发感染。当输尿管外伤同时合并腹膜损伤时，尿液进入腹腔，可引起腹膜刺激症状，出现腹痛、腹部压痛、反跳痛、肠梗阻等腹膜炎的表现。外渗尿液感染后，局部刺激症状可能加重，同时出现发热等感染表现，症状特别严重，常发生中毒性休克或败血症。

3. 血尿 仅有 43% 的患者会出现血尿，如果输尿管完全断裂或结扎后，血尿则不明显。输尿管损伤尤其是器械所致的黏膜损伤，往往血尿较明显，可表现为肉眼血尿，也可能仅表现为镜下血尿。此外，血尿的严重程度与损伤程度不一定成正比，没有血尿也不能排除输尿管损伤的存在。

4. 腰痛 较常见，可引起腰痛的原因较多：①尿外渗至肾周、腹膜后间隙合并感染时；②输尿管因外伤致梗阻，造成肾积水时；③输尿管损伤血尿形成血块，下排可造成肾绞痛。

5. 无尿 较少见，见于双侧输尿管断离或结扎时，常在伤后立即出现，但要注意与急性创伤尤其是多脏器合并伤时，急性肾衰竭造成的无尿相鉴别。

6. 输尿管梗阻症状 单侧输尿管急性结扎梗阻后，部分患者可无任何不适，也有患者因肾盂内压升高，可引起不同程度的腰痛、肾区叩痛、感染等不适，但这些症状往往较轻，多不严重，常被外伤或手术所造成的其他症状所掩盖,早期难以发现。输尿管部分损伤或其他原因所致输尿管损伤，可引起炎症、反复感染、水肿、粘连、硬化、尿瘘等病理变化，可造成输尿管狭窄，形成慢性梗阻，表现为腰部不适、腰痛、肾积水、肾感染、肾功能损坏。

六、输尿管损伤的辅助检查

（一）实验室检查

1. 尿常规 血尿对于诊断输尿管损伤并不可靠，许多创伤性输尿管损伤患者无镜下血尿，更有极少数外伤致肾盂输尿管连接部破裂的患者也通常没有血尿；如合并感染，有脓细胞或白细胞；如果完全结扎，可能无异常。

2. 肾功能检查 单侧损伤，血肾功能正常。双侧损伤，如果仅局限于黏膜的损伤，较快恢复，可无变化;如形成狭窄，可造成尿路梗阻，血中尿素氮、肌酐升高，根据梗阻的程度，变化不一：急性梗阻，上升较快；放射性损伤等慢性梗阻，上升较慢。

3. 血常规 合并感染时，出现白细胞升高，中性粒细胞比例升高。

（二）辅助检查

1. CT 尿路造影（CTU）技术 为诊断输尿管损伤的首选方法。延迟显像可显示输尿管断裂、穿孔及尿漏的部位、程度，表现为造影剂外漏，在阴道、腹腔或皮肤外出现造影剂，且 CTU 有助于发现泌尿系统其他部位的损伤（图 8-3）。但是，CTU 常仅表现为肾积水、轻度输尿管扩张、腹水或尿性囊肿。

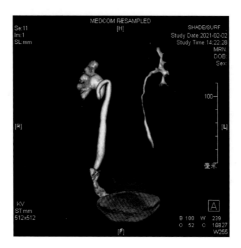

图 8-3　子宫切除术后患者 CTU 示右侧输尿管下段损伤，导致造影剂外渗，上段输尿管扩张

2.逆行造影检查　逆行插管造影被认为是最准确的诊断方法，常用于 CTU 检查不能显示损伤的情况。至梗阻处注入造影剂，造影剂不能通过或外溢，可清晰显示损伤部位。

3.排泄性尿路造影　诊断输尿管损伤并不可靠，高达 60% 的患者阴性表现。如为误扎，早期显示为造影剂在结扎部位受阻，以上输尿管扩张，中晚期为输尿管甚至肾脏不显影；输尿管扭曲、成角或中下段输尿管蠕动较差，造影剂下排缓慢，上段输尿管扩张；如输尿管因外伤造成慢性炎症、息肉形成，则表现为造影剂充盈缺损；根据病变的程度及时间不同，肾脏可表现功能正常、积水或无功能，并可及时了解对侧肾功能的变化情况；仅有黏膜损伤时，造影可无明显变化。另外，损伤后形成慢性梗阻可致肾脏积水，显影不良，难以显示损伤部位，此时可在 B 超引导下进行肾盂穿刺造影检查，能较好显示病变部位及尿漏情况，但在肾脏积水不明显的情况下，不主张采用此种检查方法。

4.靛胭脂试验　静脉注射靛胭脂后，经血液循环，可经肾脏分泌排泄，观察瘘口有无蓝色排出，以了解是否为尿漏。如果术中较难判断是否为尿漏或难以发现漏口时，注射后可沿喷蓝或蓝染部位进行寻找，以便寻找输尿管残断。通过膀胱镜观察双侧输尿管的喷蓝情况，可粗略了解肾功能。沿漏管注射造影剂，亦可了解窦道情况。

5. **膀胱镜** 在膀胱镜下可观察到双输尿管管口的损伤。输尿管镜检查或逆行插管造成末端输尿管损伤时,在膀胱镜下表现为水肿、充血、喷血或糜烂。可同时观察双输尿管管口的喷尿情况,以进一步了解肾功能,如果管口喷尿缓慢或消失,说明上端梗阻或功能损伤。通过膀胱镜检查可以鉴别尿漏是输尿管瘘还是膀胱瘘,膀胱阴道瘘或膀胱直肠瘘可在膀胱内发现瘘口。

6. **放射性肾图检查** ^{131}I 肾图可表现为排泄迟缓或梗阻性曲线。

七、输尿管损伤的诊断

输尿管损伤的早期诊断对治疗和减少并发症的发生起着非常重要的作用,如果及时发现并处理得当,可无任何并发症。但输尿管损伤的诊断较难,65% ~ 80% 患者的诊断会延误。这将会影响输尿管愈合,出现较严重的并发症,给进一步处理带来很大困难,对患者造成较大创伤。

关于输尿管的损伤常有三种情况:①如果能在术中或外伤处理时,早期及时发现损伤并处理,此时,输尿管往往炎症较轻,组织水肿、粘连不明显,手术修复较简单,术后大部分能一期愈合,恢复快,可能无任何并发症发生,避免二次手术;②在第一次手术时未发现输尿管损伤,包括术中被钳夹或缝扎后未注意、严重创伤后处于休克状态尿量较少或无尿而未能发现输尿管残端,日后出现输尿管瘘或其他临床表现;③晚期出现输尿管瘘,经检查后诊断。

1. **病史** 输尿管损伤的诊断首先应有明显的病史,近期发生严重的腹部外伤史、泌尿系统检查、腹腔、腹膜后、盆腔手术史,如无明显病史,发生自发性损伤的机会几乎不存在。如有以上病史,出现尿量、尿色变化;肾区胀痛、腰部肌肉紧张,过于敏感;肾脏胀大、肾区叩痛等相应症状,应考虑输尿管损伤的可能。如术后出现阴道、直肠漏液,腹壁切口漏液,不能用其他原因解释的腹膜炎,应考虑是否有尿外渗的存在。输尿管因缺血性坏死造成穿孔损伤的变化往往缓慢,在此过程中,也可出现一些线索为临床提供诊断帮助,如突然出现的腰腹痛、发热、腹肌紧张、盆腔炎性或囊性肿块。

2. **临床表现** 取决于损伤发现的时间、严重程度、单侧还是双侧、损伤后有无感染、尿瘘发生的时间及部位,部分患者可无明显不适。

八、输尿管损伤的治疗

输尿管损伤及输尿管瘘发现后应及时治疗,个别情况下可采用保守疗法,大多数要进行手术治疗。手术治疗的方法较多，应根据全身情况、损伤的部位及程度、局部病理的改变、肾脏功能情况等多方面进行分析后做出选择。无论作出何种修复办法，均应充分引流外渗尿液。

（一）治疗目的

在尽量减少并发症的发生的同时，恢复正常的尿路解剖结构和排泄机制，尽可能地减少肾脏功能的损坏。

（二）治疗原则

1. 首先处理危及生命的其他部位的严重复合伤，改善呼吸循环状态，补充血容量纠正休克、水电解质及酸碱平衡紊乱等。

2. 早期发现，早期治疗。明确是否合并有输尿管的损伤，损伤的侧别、部位、性质、程度、时间，是否合并有泌尿系统其他脏器的损伤。

3. 采用内外引流充分引流尿液，保持损伤部位清洁。

4. 了解对侧肾脏的功能。

5. 术中及时发现的输尿管损伤，如无感染要争取一期修复；输尿管损伤超过 24h、损伤周围组织水肿、感染严重者，一期修复有困难并且容易形成尿漏，可暂时尿液分流，待组织水肿消退或感染好转后，再行二期修复手术，一般认为 3 个月后再行二期修复手术。但也有学者认为，手术造成的尿漏，瘘口周围感染较轻，仅为尿漏造成的局部慢性炎症刺激，不应长期等待，一般只要病情许可，在发现后及时手术。

（三）紧急状态下治疗

常发生于暴力创伤的患者，首先应当保证患者生命体征的平稳，不强求一次性完成输尿管创伤的修复手术，紧急状态下可供选择的治疗方案：①暂时不进行处理，待患者病情稳定后 24h 内再次手术；②结扎输尿管，并选择经皮肾穿刺造瘘；③输尿管皮肤造口；④若输尿管连续，可考虑放置输尿管支架管。

（四）保守治疗

对输尿管较轻的损伤，如插管造成的黏膜损伤、外伤造成的输尿管挫伤、术中被钳夹立即放开血管钳、部分被缝扎立即松解者，可行膀胱镜下输尿管逆行插管，置入双猪尾导管内引流尿液，置管时间为 3 ～ 4 周。如果输尿管的小切伤穿孔或有狭窄，术后亦可采用此方法。同时要注意卧床休息，控制感染，密切观察病情变化，如果在观察中出现腰腹痛加重、局部形成肿块、明显尿外渗的情况，应及时手术。

（五）新鲜损伤的处理

输尿管的新鲜创伤，如果能够早期发现并及时处理，可明显减少并发症的发生。钳夹时间较短、部分或全部缝扎者，及时发现松解后可术中置管或保守治疗。穿刺伤或部分切割伤，膀胱镜如能顺利逆行插管，亦可保守治疗，如插管困难，应及时手术；如钳夹、部分或全部缝扎时间较长，则应行输尿管切除端端吻合；输尿管大段切除或外伤后缺损较长的，行膀胱壁瓣管输尿管吻合成形术，如术前已行肠道准备的，可行回肠代输尿管，如不能行膀胱壁瓣管输尿管吻合成形术或术前未行肠道准备的，可行尿流改道或输尿管外置，二期再行输尿管成形。

（六）后期输尿管瘘的处理

术后出现的输尿管尿漏，多由钳夹伤或缺血性坏死所致，尿液外漏后易引起周围感染及慢性炎症，甚至可穿破腹壁切口、阴道，形成外漏。炎性反应大、瘢痕粘连多，多合并远端梗阻，造成肾积水。输尿管与周围组织粘连较重，较难分离，且分离又易破坏输尿管血供，因而手术修复失败率较高。应首先行局部充分引流，待全身及局部情况好转，炎症消退后再行手术修复，可提高手术成功率。

（七）手术治疗

输尿管损伤的部位不同，损伤的程度不同，所采用的手术方法不同。但要掌握以下原则：①输尿管断端要有良好的血液循环，创面要清洁，吻合时可适当裁剪，保证一期愈合；②将输尿管上下段游离，以保证吻合后要无张力；③吻合采用 4-0 或 5-0 无创伤或肠线；④吻合时，输尿管各层要对齐，少缝黏膜层否则可造成黏膜外翻；⑤缝合针距不要太密，以免影响吻合口血供；⑥为防止吻合口狭窄，可将断端剪裁为斜行，或将断端纵行切开 1 ～ 1.5cm，以扩大吻合口；⑦合理使用输尿管内支架及吻合口以上的尿液引流；⑧吻合口周围良好的外引流，以保证吻合口清洁，能顺利愈合。另外，对于切除肾脏要极为慎重，若发生患侧肾功能严重丧失、尿瘘所致肾脏感染无法控制、广泛粘连无法行手术修复等情况，可选择切除肾脏。

（八）手术治疗的方法

具体手术方法（图 8-4）见输尿管手术章节。

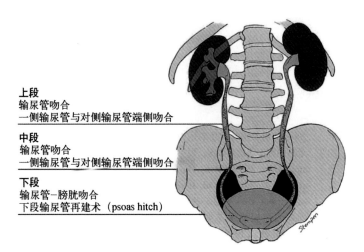

上段
输尿管吻合
一侧输尿管与对侧输尿管端侧吻合

中段
输尿管吻合
一侧输尿管与对侧输尿管端侧吻合

下段
输尿管-膀胱吻合
下段输尿管再建术（psoas hitch）

图 8-4　输尿管不同水平损伤的推荐治疗方案

（引自《坎贝尔 - 沃尔什泌尿外科学》第九版）

1. 输尿管端端吻合术　适合于输尿管上 2/3 段的损伤，有时输尿管缺损较长，直接吻合较困难时，可尝试将肾脏游离下拉。主要见于几种情况：①如果术中发现输尿管被钳夹时间较长、部分或全部缝扎，松解后为预防输尿管瘘而行输尿管部分切除；②输尿管断裂。

2. 输尿管端侧吻合术　可用于输尿管上 2/3 段的损伤，常作为次要或晚期选择。临床中使用率较低，手术可使得健侧输尿管受到人为创伤。对于有输尿管肿瘤和结石病史的患者应当禁用此方法。

3. 输尿管膀胱再植吻合术　主要适用于输尿管下段损伤，输尿管缺损段距膀胱在 5cm 左右时，此段输尿管修补困难，修补后失败率较高，往往直接采用输尿管再植术，术后尿瘘的概率明显降低。将损伤段输尿管切除，封闭输尿管膀胱残端，将输尿管再植于膀胱，为预防术后反流，常采用黏膜下隧道法。如果切除后，吻合张力较大，可向上游离输尿管，但要注意游离时，尽可能保留输尿管周围组织，以免破坏其血供。

4. 膀胱瓣管法（Boas 氏）　输尿管中下段坏死，经清创后缺损较长（一般在 8 ～ 10cm），无法直接吻合时，将膀胱顶端带血管蒂的膀胱壁游离，缝成管状，直接于输尿管近端吻合，疗效较好。

5. 回肠代输尿管手术　输尿管损伤长度较长（一般在 10cm 以上）、输尿管中段损伤缺损较大不能行端端吻合者，常采用此手术。术前要充分准备肠道，根据手术需要，在距回盲瓣约 15cm 以上处，取一段带血管蒂（最好保留 2 条血管弓）的回肠游离，将近端与输尿管吻合，远端与膀胱吻合。注意切忌所取肠管不要太长，否则将影响尿液排泄，造成肾积水。手术方式可选择腹腔镜或机器人辅助回肠代输尿管术，尽管其疗效和传统开放手术相当，但腹腔镜和机器人辅助手术可有效降低手术创伤、术中出血量和术后并发症等。

6. 自体肾移植术　当输尿管损伤范围较长或多次输尿管修补失败，可选择自体肾移植术。

九、预防

输尿管损伤中绝大多数为医源性损伤，且近些年数量明显增多，因此预防医源性输尿管损伤的发生是减少输尿管损伤的关键。虽然通过多年的实践，手术经验的逐渐积累，常规手术造成损伤的概率已明显下降，但随着新手术的不断开展，手术范围的扩大，新的仪器设备的临床应用，输尿管的损伤发生率又有升高的趋势。预防输尿管损伤，应注意几项：①临床医师术前应详细检查，充分熟悉病变的性质、位置、与周围组织的毗邻关系、所行手术部位的解剖关系（尤其是盆段输尿管）。必要时可行逆行肾盂输尿管造影，了解输尿管的情况，做到心中有数。有学者尝试术前行输尿管逆行插管以便术中起引导作用，尤其应用于复杂病例中，但这并不会降低输尿管损伤的发生率，可能是因为支架管改变了输尿管的位置和降低输尿管的柔韧性，且会增加医疗费用。②术中，解剖层次要清晰，尤其要注意输尿管与子宫动脉和卵巢动脉的解剖关系，各项操作要在直视下进行；分离组织时要逐步、细致，注意输尿管骶韧带区域显露输尿管非常困难，分离此区域要格外小心；避免在未弄清楚的情况下，盲目结扎组织，术中采取补液和使用利尿剂可帮助显露输尿管；出血时，切忌慌乱钳夹或大块深部组织缝扎。术中最好先将输尿管游离，再分离病变组织；如果输尿管未游离，在易损伤部位要时刻注意输尿管的存在。分离输尿管时不要剥离太光滑，尽可能保留输尿管外膜组织，保留其血供，减少缺血性坏死性。③行子宫肌瘤栓塞治疗时，要明确子宫动脉分支后再栓塞，如果位置过高，则可能输尿管的血供栓塞，造成输尿管缺血性坏死。④泌尿外科医师行输尿管器械操作时要熟练、仔细，了解输尿管的走行、弯曲及狭窄的部位，操作不要粗暴。⑤经手术广泛剥离的盆腔要充分引流，做到引流通畅、时间足够，尽量减少剥离面上的淋巴渗出液和渗血积聚，减少感染和形成组织粘连的机会，将下段输尿管因手术所致变位、扭曲、感染、功能性淤积的机会减少到最小，输尿管发生缺血坏死的发生率降到最低。

（刘　勇　张桂铭）

第9章
输尿管周围病变

第一节 特发性腹膜后纤维化

一、概述及流行病学

1905年，法国泌尿外科学家 Albarran 第一个描述了腹膜后纤维化，但直到1948年，通过 Ormond 的描述才正式确立了此病的临床特点。此病的特点是无尿、背痛、贫血合并血管周围炎症。此外，还有其他的命名方式，包括输尿管周围纤维化、输尿管周围炎性斑块、慢性输尿管周围炎症、硬化性腹膜后肉芽肿、纤维性腹膜后炎症等。直到20世纪60年代才正式命名为腹膜后纤维化。因腹膜后纤维化最确切地描述了实际的细胞反应状态和涉及范围，为避免混乱，其他名词不应再用。

1967年，美国麻省总医院报道56例，其后临床报道更多。各年龄均可发生，年龄7～85岁。病变亦很广泛，可涉及很多器官和组织。男性病例为女性病例的2～3倍，多见于40～60岁，老年人和儿童也有发病。

二、病因

引起腹膜后纤维化的原因比较多，临床上分为两大类：一类是有明确诱因引起的腹膜后纤维化；另一类是未找到明确诱因的腹膜后纤维化，又称特发性腹膜后纤维化。绝大多数病例没有明确病因，特发性腹膜后纤维化约占总发病率的70%。1980年后，大多数学者认为腹膜后纤维化可能是从变薄的动脉壁溢出的脂质所引起的免疫反应所致，其他原因包括药物、恶性肿瘤、出血、尿外渗、创伤、放疗、手术、炎性肠病、胶原疾病、脂肪坏死等。有确切证据认为美塞麦德（Sansert）和其他麦角烷类药物与该病有关，β受体阻断剂和非那西丁也有关联，可以造成腹膜后纤维化。其他器官包括心、肺、胸膜、大血管、胃肠道等也可发生纤维化。药物诱导的特发性腹膜后纤维化的确切病理生理仍不清楚，可能与药物引起自身免疫反应有关。

三、病理

大体观：棕褐色，白色，木样硬的纤维组织斑块。可包裹腹主动脉、腔静脉、输尿管、腰大肌等。从肾门到骨盆缘，斑块中心在第4、5腰椎，覆盖主动脉分叉处，向下可沿髂总动脉分布，少数病例可见病变伸展到肠系膜根部或通过膈肌角深入到纵隔，个别病例可发生硬化性胆管炎。50%～66%的患者，包裹输尿管，并将中间1/3的输尿管拉向中线。输尿管的纤维包裹最终会造成肾积水及不同程度的肾功能损害。动脉梗阻少见，静脉梗阻较常见。这是因为静脉壁较薄，易于受压之故。腔静脉或髂总静脉受压可引起下肢水肿。也有门静脉受压的报道。过去认为纤维组织包裹而不侵犯腹膜后组织。鲜有腰大肌和输尿管受侵的报道。病变侵犯可以是质硬并广泛的，与恶性病变较类似。

组织学检查发现病变主要是由胶原纤维和纤维母细胞所组成的纤维组织。亚急性、非特异性炎性反应常见。在病变慢性期，完全玻璃样变的纤维化是主要病变形式。

四、临床分期及临床表现

根据症状可以分为两期，病变早期和病变进展期。病变早期的症状和体征源于病变过程本身，类似亚急性慢性炎症，可有恶心、呕吐、厌食、体重减轻、中度发热、背痛等。红细胞沉降率可升高，高血压、贫血、氮质血症等均常见。90%有特征性的束带样分布的疼痛，为钝痛，起源于下腰部、腰骶区域、延向下腹、脐周、睾丸等部位，不同的体位，活动与否，腹压高低等对疼痛没有影响。疼痛一般不能自发缓解，而且逐渐加重。一般镇痛药效果不佳，但有时应用阿司匹林可减轻疼痛。另一个有趣的现象是只行输尿管松解术，而不切除腹膜后肿块有时就可使严重疼痛缓解，其原因不明。纤维化过程有时可以压迫大血管，许多患者有轻中度的下肢水肿。髂静脉，下腔静脉受压可诱发血栓性静脉炎或深静脉血栓，个别情况可有下肢动脉缺血的表现。病变可在近端延伸至肾门，并包裹肾静脉，导致肾静脉高压和血尿。

进展期的表现主要是持续的输尿管梗阻，持续加重的肾积水，甚至无尿。疾病的进展非常缓慢，早期症状常不引起注意，患者常以肾积水引起的腰痛、肾脏感染或肾衰竭症状（如胃肠道不适、体重减轻、虚弱无力等）就诊。

五、诊断及鉴别诊断

主要依靠病史、临床表现和放射学检查，有时手术探查才能最后确诊。实验室检查提示亚急性或慢性炎症过程，可见白细胞计数增加、红细胞沉降率升高、贫血、氮质血症。CTU 或 IVU 有助于早期诊断及鉴别诊断，特发性腹膜后纤维化可见不同程度的输尿管梗阻和肾积水表现。输尿管向中线移位，常见于中间 1/3 段，始于第 3、4 腰椎，但不是所有患者都有该表现，正常人也可见输尿管向中线移位，但腹膜后纤维化的输尿管移位一般位置高、节段长，且有僵直感。

输尿管梗阻一般是双侧的，也可是单侧或非对称的，绝大多数情况下，梗阻部位可以通过 F5、F6 输尿管导管，这也是腹膜后纤维化的一个特点。逆行造影能证实外源性梗阻，输尿管管腔多数情况下无明显梗阻。

特发性腹膜后纤维化通常累及双侧输尿管和肾脏，但双侧可先后发病，故在疾病早期 IVU、CTU 或逆行造影可只显示一侧肾积水或输尿管梗阻，单侧肾积水不能排除此病。

超声、CT 对诊断及鉴别诊断很有帮助，超声显示为不规则的，相对无回声团块，中心在骶岬部位，向头尾侧伸展。CT 能显示更多的细节，斑块 CT 值与肌肉 CT 值接近，上界位于肾血管处，下界位于大血管分叉处，外侧到腰大肌，斑块连续包绕腹主动脉，腔静脉。腹膜后肿瘤（如淋巴瘤、肉瘤、转移癌、多发平滑肌瘤等）也可部分包绕腹主动脉、腔静脉，多表现为增大的、同大血管有界线的斑块。对称分布的特点提示腹膜后纤维化。MRI 可提供多个切面的图像，有助于确定团块与邻近器官、结构的关系。CT 定位下的穿刺活检可以明确诊断，避免开腹探查。

放射性肾图对无尿的患者或在 IVU 一侧上尿路不显影时价值较大，能证实梗阻的存在，并确定为肾后梗阻，以鉴别肾脏的原发疾病。

CTU 在泌尿系统梗阻性疾病中的诊断及鉴别诊断价值高于 IVU 和普通

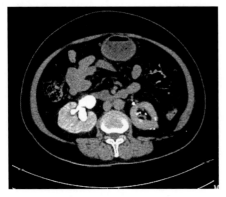

图 9-1 特发性腹膜后纤维化 CTU 表现 1

CT，因为 CTU 既可显示具体梗阻部位、梗阻的严重程度，还可显示病变范围及与泌尿系统和周围组织的解剖关系。目前 CTU 已成为综合评估尿路的首选影像学手段，可以对尿路进行三维重建，并且有助于显示许多尿路阻塞性病变。除结石外，泌尿系统重复畸形，输尿管膨出和异位输尿管开口等都可以高精度可视化呈现。特发性腹膜后纤维化 CTU 表现如图 9-1～图 9-5。

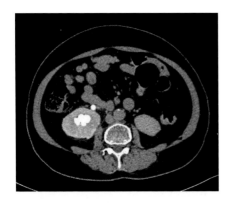

图 9-2 特发性腹膜后纤维化 CTU 表现 2

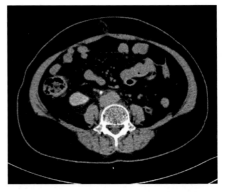

图 9-3 特发性腹膜后纤维化 CTU 表现 3

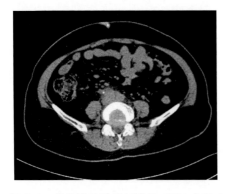

图 9-4 特发性腹膜后纤维化 CTU 表现 4

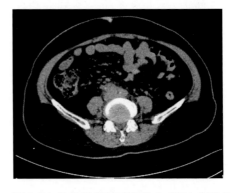

图 9-5 特发性腹膜后纤维化 CTU 表现 5

六、治疗

对大多数患者，抗生素或外照射治疗没有价值，外科手术是必需的。若服用麦角衍生物等药物，应立即停用，如输尿管梗阻和肾损害较轻，停药数日至数周后，症状可明显缓解。但应注意随访，病情如有进展则行手术治疗。超过 1cm 的狭窄病变更容易复发，左侧的手术成功率较低。

目前报道的主要药物治疗为类固醇治疗，其次是免疫抑制药。多用于几个方面：①术前应用，有学者认为类固醇可部分解除输尿管梗阻，改善患者一般情况，使肾功能异常患者的急症手术变为择期手术。②伴多系统尤其胃肠道损害的患者。③服用过麦角衍生物等药物的患者。④有泌尿系统以外的并发症，如肠系膜缺血等。⑤有活动性炎性反应，如白细胞，红细胞沉降率升高。治疗后如红细胞沉降率下降，则一般预后良好。⑥输尿管松解术后应用。如术中发现炎性反应明显时，则术后可用。⑦老年患者合并其他疾病，不适合手术者。

目前有学者认为如果患者有显著的肾损害，如氮质血症、少尿、无尿等，应行上尿路引流，虽然积水重，外源性压迫明显，但是输尿管导管或双 J 管大多可以进入肾盂，经皮肾造口也可以作为备选。肾功能恢复正常、电解质平衡改善后可行手术。

大多数患者需要行输尿管松解术。

附：输尿管松解术

1. **术前准备**　怀疑肿瘤者可做细针穿刺活检。广泛纤维化患者术前做肠道准备，留置胃管，备血。

2. **手术步骤**

（1）体位：仰卧位。可行膀胱镜检查，插入双侧输尿管导管，有利于术中识别输尿管。

（2）切口：因腹膜后纤维化影响双侧，最佳手术入路多选择为腹部正中切口。

（3）在十二指肠与肠系膜下静脉间切开后腹膜，显露全部腹膜后区域及双侧输尿管。也可沿两侧结肠旁沟切开后腹膜，将结肠及其系膜翻向中线，显露双侧输尿管。一般先找到斑块上方未被包裹的扩张输尿管，沿之向下分离。斑块应先做快速病理，以明确诊断。分离输尿管时应特别小心细致，因为腹膜后纤维组织可形成多个层次，因此术者要仔细地判断解剖间隙平面，进入正确平面后，输尿管松解就相对容易。注意避免损伤输尿管血供。完全松解游离输尿管后，有多种处置方法：①将输尿管转到腹腔内。②置于外侧，其间填塞腹膜后脂肪。③用大网膜包裹。输尿管进入或离开腹腔的地方要特别注意，勿使输尿管束紧，扭曲。对游离后输尿管的血供有顾虑时，要用大网膜包裹。从横结肠游离大网膜，认清血供后，将之分为两半，仅保留胃网膜左右动脉，将大网膜拉至结肠后面包绕输尿管，用细线缝合固定。

（4）个别情况下，纤维斑块可侵犯输尿管壁，但一般只是短节段受累，此时如不能进行满意的输尿管松解，应切除受累的节段，行输尿管输尿管吻合术。若输尿管狭窄严重而广泛，可行回肠代输尿管术。如果动脉被严重包裹，应松解腹主动脉及髂动脉。多数情况下斑块与血管间可以找到分离平面，偶尔斑块粘连固着于动脉壁时，松解较困难，但大部分可被松解开，正常血流得以恢复。

（5）手术必须双侧同时进行，因为即使初期只表现为一侧发病，后期对侧发生病变的可能性极大。由于病变双侧受累倾向，即使单侧肾脏严重损害，也不轻易行肾切除术。如果患者肾功能损害不太严重，多数术后恢复良好。但均应进行随访。

附：继发于其他疾病的腹膜后纤维化

许多疾病可造成腹膜后炎性反应及纤维化，如伴上行性淋巴管炎的下肢炎性疾病、腹部手术、过敏性紫癜、胆道疾病、尿外渗、慢性尿路感染、结核病等，均有造成输尿管梗阻的可能性。诊断及治疗基本同特发性腹膜后纤维化。

附：放疗诱发的腹膜后纤维化

（1）概况及病因：已有明确证据表明放疗可以引起输尿管梗阻。放疗对盆腔内其他器官（如直肠、膀胱）影响很大，而输尿管对放疗有一定的抵抗力，故放疗引起的输尿管梗阻的发病率相对较低，多见于宫颈癌的放疗。

放疗引起输尿管梗阻有几种原因：肿瘤可诱发输尿管周围组织的促结缔

组织反应，炎症增加输尿管及周围组织对放疗的敏感性，放疗引起的肿瘤坏死可导致输尿管壁的瘢痕及纤维化。放疗可直接损伤输尿管。

（2）临床特点：放疗后短期内就会出现输尿管梗阻，主要是末端水肿和周围组织的改变，宫颈癌患者放疗后约有 50% 会出现肾输尿管积水，但一般 3～4 个月后梗阻可以缓解。

慢性输尿管梗阻可发生于放疗后 6～12 个月，也可能 10 年或更长，一般放疗后 1～3 年最明显。主要与放疗引起的血供减少和结缔组织增殖有关。

最常见的输尿管梗阻部位是输尿管与子宫动脉交叉处，在输尿管膀胱入口处上方 3～6cm，此处的放疗如超过 8000Gy，有 40% 会发生梗阻。如少于 6000Gy，输尿管并发症就会少于 2%。一般放疗引起输尿管梗阻，其症状不明显，等到发现时，肾功能多已有严重损害。因为输尿管梗阻是缓慢进展的过程，建议放疗的患者定期复查 CTU、超声、肾图等，尤其对肾功能较差、有盆腔手术史、盆腔感染的患者。盆腔手术史可增加放疗引起的输尿管梗阻的发病率，有 5%～7% 外科手术后接受放疗的女性患者可产生梗阻症状。

（3）治疗：因肿瘤局部复发引起的输尿管梗阻占 90% 以上，故首先应予以排除。对放疗引起的输尿管梗阻，如果膀胱功能正常，没有明显的放射性损害，盆段输尿管能从周围纤维化的组织中松解出来，则行输尿管膀胱再植术，一般不行抗反流术式，以减少再次梗阻的机会。如果盆段输尿管或膀胱严重受损，则行膀胱以上部位的尿流改道。

第二节　腹膜后炎症、感染和脓肿

一、概述

腹膜后炎症、感染和脓肿多种多样，有阑尾炎、憩室炎、Crohn 病、化脓性髂静脉炎、化脓性肠系膜炎、骨髓炎、球孢子菌病、放线菌病、结核病、腹膜后软斑病、类肉瘤病、硬膜外脓肿、肾脏的化脓性感染、腰大肌脓肿等。这些病变均可引起肾脏或输尿管的移位和梗阻。

二、诊断

查体可发现有压疼的腹部包块，肾区叩痛通常为阳性。炎症播散时，髂腹股沟，股部可有压痛，并有髋屈曲表现。患者常有发热、腰痛、白细胞增高等表现。腹部 X 线平片可见脊柱侧弯。很多腹膜后炎症，感染和脓肿与肾脏有关，故 IVU 及 CTU 是必需的检查。可帮助明确病变引起泌尿系梗阻的具体部位及梗阻程度。腹部超声和 CT 及 CUT 可确认脓肿的范围及与泌尿系统的具体位置关系。腹膜后脓肿 CTU 表现如图 9-6、图 9-7。

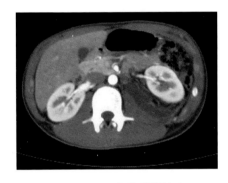 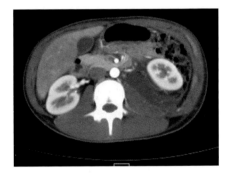

图 9-6　腹膜后脓肿 1　　　　　　图 9-7　腹膜后脓肿 2

三、治疗

单纯抗感染治疗一般效果不佳，应迅速进行腹膜外切开或穿刺引流，有效的引流可改善尿路梗阻及感染症状。因腹膜后炎症粘连可压迫输尿管，故应进行随访。

第三节　腹膜后出血和血肿

腹膜后出血及腹膜后血肿一般继发于腹部创伤。而肾上腺、肾脏、输尿管、女性生殖系统等部位手术及抗凝治疗等也可造成出血和血肿。查体可见腰部瘀斑、低血压、贫血、麻痹性肠梗阻等。血肿可引起输尿管移位及梗阻。CTU、超声、CT、MRI 等可确定血肿的范围及对邻近器官的影响，并能观察血肿的吸收情况。腹部创伤造成的血肿若保守治疗效果不佳可开腹探查予以清除。医源性引起的血肿多可自发消退。输尿管移位及梗阻多随血肿清除或吸收而好转。腹膜后血肿 CTU 表现如图 9-8 ～图 9-10。

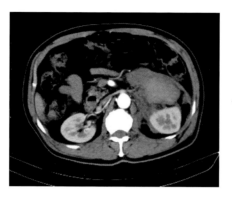

图 9-8　腹膜后血肿 1

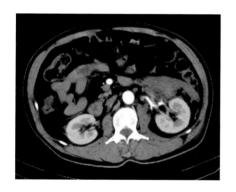

图 9-9　腹膜后血肿 2

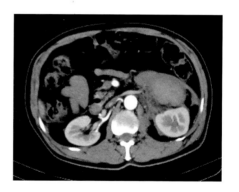

图 9-10　腹膜后血肿 3

第四节　原发性腹膜后肿瘤

原发性腹膜后肿瘤可以引起外源性输尿管梗阻，近年来发病率较以往有明显提高。

一、概述及流行病学

原发性腹膜后肿瘤是指起源于腹膜后潜在间隙的肿瘤，主要来源于腹膜后间隙的脂肪、肌肉、疏松结缔组织、神经、筋膜、血管组织、胚胎残留组织等。原发性腹膜后肿瘤临床上较少见，占全部肿瘤的 0.1% ～ 0.6%。原发性腹膜后肿瘤男性发病率比女性略高，可发生于任何年龄，高发年龄在 50～60 岁，10 岁以下儿童约占 15%。原发性腹膜后肿瘤病理类型繁多，以软组织肉瘤所占比最大，约占 60%。多数肿瘤通过血行转移侵犯肺和肝脏，也可通过局部侵犯侵及邻近器官。约 66% 的患者被诊断时即为高度恶性，腹膜后肉瘤的预后通常较差。

二、病因及病理

腹膜后有许多结构，原发性腹膜后肿瘤起源差异较大，除恶性淋巴瘤外，大部分为软组织肿瘤，即来源于间叶组织、周围神经和自主神经系统，约占 66%，另有少部分来源于胚胎残留组织。肉瘤是最常见的实体肿瘤。

（一）来源于间叶组织

良性肿瘤的发病率远低于恶性肉瘤。良性肿瘤中，以脂肪瘤、淋巴管瘤、纤维瘤较多见。恶性肿瘤中，以脂肪肉瘤、平滑肌肉瘤、纤维肉瘤最多见。其他还有恶性纤维组织细胞瘤、血管肉瘤、滑膜肉瘤、横纹肌肉瘤、间叶肉瘤等。

脂肪肉瘤是起源于脂肪组织的恶性肿瘤，是最常见的腹膜后肉瘤类型，一般分为 4 种类型：高分化脂肪肉瘤、黏液样脂肪肉瘤、成脂肪细胞样（圆细胞型）脂肪肉瘤、多形性脂肪肉瘤。高分化脂肪肉瘤常表现为局部浸润，极少发生转移。其他类型由均匀一致的圆细胞和丰富的脉管构成，属高度恶性，5 年生存率只有 20%～30%。

平滑肌肉瘤起源于平滑肌，可发生于身体的任何部位，腹膜后较常见，表现为高度侵袭性肿瘤。

（二）来源于神经组织

来源于腹膜后脊神经组织、神经鞘、神经束及交感神经等。以神经鞘瘤、神经纤维瘤较多见。良性者有包膜，通常瘤体较大，有时呈分叶状或哑铃状。恶性者常无完整包膜，易侵犯周围组织，有时沿神经根浸润生长，引起剧痛甚至截瘫。神经纤维瘤和神经纤维肉瘤有时在病理形态上不易辨别。

另有一类来自交感神经系统的肿瘤，主要包括神经母细胞瘤、嗜铬细胞瘤、副神经节瘤。

（三）来源于胚胎及泌尿生殖嵴残留组织

最常见为畸胎瘤，是腹膜后发生率最高的良性肿瘤。恶性畸胎瘤较良性少见。其他良性肿瘤包括：中肾管囊肿，苗勒管囊肿。恶性肿瘤包括：脊索瘤、内胚窦瘤、生殖细胞瘤等。

（四）淋巴瘤

淋巴瘤是起源于淋巴结或淋巴组织的恶性肿瘤，根据组织病理学特征分为霍奇金和非霍奇金淋巴瘤两大类。前者占 10% 左右。霍奇金淋巴瘤常累及向心性分布的淋巴结，病变沿相邻淋巴结进展，发生淋巴结外病变者不足10%。非霍奇金淋巴瘤病变范围广泛，淋巴结外病变多见。

（五）其他

来源不明或目前不能分类者。良性常诊断为囊肿，如肠系膜囊肿、肠源性囊肿、创伤性囊肿等。恶性者往往诊断为原发性癌、未分化癌、未分化肉瘤等。

三、临床表现

腹膜后间隙为一广阔的潜在空间，位置深。原发性腹膜后肿瘤起病隐匿，早期缺乏特异性症状和体征。

（一）占位性表现

大部分患者腹部或盆腔肿块，为患者自行发现或医师体检时发现。可发生在腹部任何部位，多为单发、球形、分叶状、不规则形等。大多数良性病变直径较小，与周围组织界线较清，偶然在无症状患者中发现。相反，大多数恶性病变直径较大，与周围组织界线不清。腹膜后病变的钙化更具有恶性特征，在良性肿瘤中很少见。

（二）压迫阻塞或侵犯邻近脏器的表现

患者大多以压迫相关症状就诊。压迫上消化道可出现腹部胀满不适、厌食、恶心、呕吐等。压迫直肠会引起下腹胀、排便困难、肛门下坠等。压迫肾脏输尿管可引起肾积水、血尿。压迫膀胱引起尿频、尿急、排尿困难等。压迫下肢血管引起下肢水肿等。

（三）内分泌功能紊乱

有些肿瘤可产生儿茶酚胺、5- 羟色胺、类胰岛素等并引起内分泌功能紊乱。

（四）肿瘤消耗及毒性反应

可有发热、食欲缺乏、乏力、贫血、消瘦、恶病质等。

四、诊断及鉴别诊断

早期诊断较困难。查体时 80% ~ 90% 的患者可扪及腹部包块。腹部 X 线平片可见钙化或透亮表现。IVU 示输尿管移位，部分或完全梗阻。肾脏可移位，肾盂扭曲、旋转、压平。IVU 另一重要作用是评估对侧肾脏功能，因为完整切除腹膜后肿瘤时，25% 需要做肾脏切除。B 超、CT 可以确定腹膜后肿瘤的大小、形态、有无坏死及钙化、侵犯周围器官的程度及与周围重要结构的关系。CT 是目前诊断及鉴别原发性腹膜后肿瘤的首选方法。为显示肿瘤的血供情况，以及与肾脏、输尿管、大血管的关系，应常规行增强 CT 扫描。增强 CT 检查可见恶性肿瘤边界不清，表面不规则，直径大于 6cm，实心或混合纹理。良性病变通常表现为均质，低密度，边界清楚或有包膜。但是，很难将其与低度恶性脂肪肉瘤和血管平滑肌脂肪瘤分开。CTU 可准确地对肿瘤引起的泌尿系统梗阻的部位，程度进行诊断及鉴别，还可显示病变的范围及与泌尿系统及周围正常组织的具体解剖关系，另外，三维重建对临床诊治也有较大帮助。MRI 有时可以提示肿瘤的类型。对含脂肪的肿瘤非常敏感。对不宜行 X 线检查的儿童、孕妇、造影剂过敏或肾功能不全不能行增强 CT 扫描者，应选用 MRI。胃肠道造影检查也很必要，排除原发于胃肠道的可能性。血管造影可以进一步明确肿瘤范围，对儿童患者尤其必要。肿瘤不能完整切除的主要原因之一是大血管受累，术前评价肿瘤与主要血管的关系有助于手术方案的设计，但由于属于创伤性检查，应用受到限制。B 超或 CT 引导下的穿刺活检可以定性并与其他疾病相鉴别，但偶有引起种植转移的报道。原发性腹膜后肿瘤 CTU 表现如图 9-11。

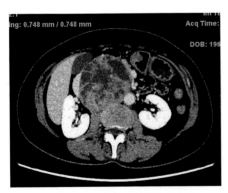

图 9-11　原发性腹膜后肿瘤

五、治疗

目前多数报道认为恶性淋巴瘤应以全身化疗为主，化疗前需行穿刺活检明确病理类型。除恶性淋巴瘤外，原发性腹膜后肿瘤以外科治疗为主。全身情况允许或积极准备后均应考虑手术探查，争取切除，某些肿瘤可辅以放疗和化疗等。

（一）手术适应证

目前多数学者认为手术适应证应适当放宽，因为术前定性诊断较困难，探查有助于明确诊断，恶性淋巴瘤等须有病理诊断方可制订恰当的放、化疗方案。越早采取手术治疗病变切除率越高，即使不能完整切除，也应争取大部切除，有助于术后综合治疗，延长生命，提高生活质量。

（二）术前准备

如果术前准备充分，某些被认为无法切除的原发性腹膜后肿瘤有可能得以完整切除。

根据病情制订手术方案，提前与有关科室联系，便于术中配合。手术出血量较多，应术前备血并做好肾脏、脾脏、胰腺、肠道等器官切除准备。做好大血管修补甚至切除及移植的准备。备好可能要用的特殊器械、术前留置输尿管导管等。

（三）手术要点

麻醉一般选用气管插管全身麻醉。

切口最常选用腹部正中切口，必要时可用胸腹联合切口或大十字切口。

原则上应将原发性腹膜后肿瘤及包膜尽可能完整切除。完整切除率为 50% ～ 80%，5 年生存率为 60%，中位生存期为 64 个月，明显高于不能完整切除者。原发性腹膜后肿瘤常与邻近器官或组织紧密粘连或浸润相邻器官组织，为了完整切除肿瘤，常将肿瘤连同受侵脏器和组织一并切除。最常合并切除的器官有肾脏、结肠、胰腺、小肠、大血管，50% ～ 80% 病例需做联合切除。

部分切除目前尚有争议，严重出血是围术期最大风险，无充分证据表明部分切除会明显改善生存率。一般认为对某些放化疗敏感的肿瘤，将肿瘤大部分切除，减少肿瘤负荷，术中在肿瘤残留处放置标记，有利于术后放化疗，提高生活质量。

局部复发较常见，应仔细随访，必要时行二次切除。

多数学者认为术后放疗对腹膜后肿瘤有一定效果，化疗对胚胎性起源的腹膜后肿瘤疗效较好。

第五节 继发性腹膜后肿瘤

一、概述

原发恶性肿瘤可转移播散到腹膜后，并引起输尿管梗阻。常见的有直接侵袭和压迫两种方式。肿瘤直接侵犯多累及输尿管下 1/3，常见于宫颈癌、子宫内膜癌、膀胱癌、前列腺癌、乙状结肠直肠肿瘤等。肿瘤可以压迫输尿管壁，也可侵透浆膜，并影响肌层、黏膜层。乳腺癌、胃癌、肺癌、胰腺癌、淋巴瘤、结肠癌等肿瘤腹膜后淋巴转移多见，可包裹压迫输尿管，造成输尿管移位或积水扩张。输尿管梗阻部位可以较局限，也可较广泛。理论上，任何肿瘤扩散到腹膜后均可以侵犯输尿管并引起梗阻。恶性肿瘤诊断后 2 年内，60% ～ 70% 可有输尿管梗阻表现。

二、诊断及鉴别诊断

肿瘤引起输尿管梗阻的症状较广泛，一般与原发肿瘤相关。发热、腹胀、腰痛多提示输尿管梗阻。多数情况下输尿管梗阻常被忽视，有时直到双侧输尿管梗阻引起少尿、无尿、氮质血症，甚至尿毒症时才被发现。另有少数患者以输尿管梗阻为恶性肿瘤的首发表现。

输尿管梗阻以盆段输尿管多见，也可发生在任何部位。梗阻可以是一处，也可以是多处。

目前诊断及鉴别诊断主要依靠影像学检查和穿刺活检。CTU 可发现输尿管梗阻和肾积水，B 超、CT、MRI、淋巴血管造影可以明确梗阻的部位和原因，CTU 既可发现输尿管梗阻和肾积水，也可明确梗阻的部位和原因及梗阻部位与周围病变的具体解剖关系。对上皮原性的恶性肿瘤的淋巴转移浸润，CT 引导下的穿刺活检有 85% 的诊断正确率。继发性腹膜后肿瘤 CTU 表现如图 9-12。

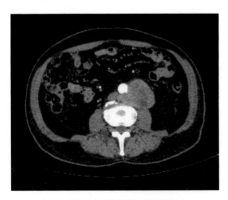

图 9-12 继发性腹膜后肿瘤

三、治疗

明确诊断后制订治疗方案。对于双侧输尿管梗阻，行尿流改道前，应综合考虑原发肿瘤类型、梗阻的治疗、患者一般状况及预后等。因输尿管梗阻而行尿流改道的患者，40% 只有 3 ～ 6 个月的生存期。原发于盆腔外的肿瘤，腹膜后扩散引起双侧输尿管梗阻者，预后较差。而盆腔内肿瘤直接浸润压迫引起双侧输尿管梗阻者，预后相对较好。

决定行尿流改道后，首先确定哪一侧肾脏功能更好，放射性核素肾图意义最大。尿流改道主要有几种方式：输尿管内置支架管、肾造口、输尿管皮肤造口术等。每种方法均有优缺点，肾造口的感染发生率较高，易形成结石；输尿管皮肤造口可发生造口坏死狭窄等；长期留置输尿管内支架管较好，感染发生率低，简单易行，患者易于耐受，但如果无法越过输尿管梗阻处或发生支架管堵塞，均可使引流失败。

直肠癌和宫颈癌术后复发引起输尿管梗阻，临床上经常见到，简介如下。

附：直肠癌术后复发致输尿管梗阻的处理

1. 概况　直肠癌发病率较高，术后复发多在 2 ～ 3 年。低位直肠癌复发率明显高于上段直肠癌，分期越晚，复发率越高。有淋巴转移者复发率明显高于无转移者，黏液癌复发率高于腺癌。经腹、会阴联合直肠癌根治性切除后以盆腔复发为主，经腹直肠癌切除吻合术复发多在吻合口部位。

2. 诊断　直肠癌术后复发致输尿管梗阻多为下段输尿管，患者多有腰部酸胀，进行性尿量减少，全身程度不等的水肿，血肌酐、尿素氮升高。B 超、CUT、IVU 逆行插管造影、肾穿刺顺行造影等可以明确输尿管梗阻的部位和长度。CT、MRI 可明确腹膜后淋巴结转移情况。

3. 治疗　治疗应根据不同病情选择不同方法：对采用 Miles 及 Hartmann 直肠癌根治切除、腹部人工肛门者，多不愿意接受腹部输尿管造口及肾造口，尽量采用输尿管支架术，膀胱壁瓣输尿管吻合术，手术简单，创伤小，生活质量高。输尿管皮肤造口术适用于正常肛门排便，输尿管皮肤造口长度达到要求者。输尿管长段狭窄，梗阻腔内实变，不能通过导管，只能行肾造口。如肾实质较薄，可行经皮肾镜造口。

附：复发性宫颈癌致输尿管梗阻

宫颈癌患者的年龄分布呈双峰状，35 ～ 40 岁和 60 ～ 64 岁。术后 1 年内复发的多见于年轻的年龄段。宫颈癌的转移途径有直接蔓延，淋巴转移和血行转移。手术探查时发现的复发病灶多在阴道残端及其邻近范围，盆腔淋巴转移和远处转移则较少。

复发病变压迫输尿管的病例，手术效果较好，可存活 2 ～ 3 年。复发病变浸润输尿管的，无论采取何种手术方式，预后均不佳，存活一般 6 ～ 12 个月。

第六节　腹膜后淋巴囊肿

一、概述

多为盆腔淋巴结清扫术、根治性妇科手术、肾移植等盆腔手术的并发症。盆腔淋巴结清扫有 12% ～ 24% 的发生率，肾移植有 4% ～ 5% 的发生率。主要与淋巴管结扎闭合不彻底有关。邻近腹膜水肿纤维化时，外渗淋巴液不能重吸收，使囊液形成。广泛解剖、大块切除、有肿瘤转移的淋巴结、术前放疗等可以加速囊肿的形成。肾移植有排斥时，淋巴液的流动渗出增加 20 倍，输尿管梗阻时也增加渗出。术中仔细结扎淋巴管有助于减少淋巴液积聚。淋巴囊肿多形成于术后 3 周内，而脓肿、尿液囊肿、血肿形成较早。

二、诊断及鉴别诊断

症状与囊肿大小、位置有关，小的囊肿没有症状。囊肿可以压迫输尿管、膀胱、乙状结肠、髂血管等。患者可有下腹痛、尿频、便秘、外生殖器或下肢水肿等。腹部双合诊可发现下腹包块，有时包块有波动感，与囊肿大小、壁的厚薄有关。实验室检查，肾移植患者有时发现肾功能减退。CTU 可显示不同程度的输尿管移位和膀胱受压及泌尿系统梗阻程度，对诊断及鉴别诊断意义较大。逆行造影对下段输尿管移位最适合。B 超、CT 可以确定囊肿的大小位置。鉴别淋巴囊肿与尿液囊肿很困难，只能穿刺抽液，测定尿素氮、肌酐。但穿刺可导致感染的引入。淋巴造影可能有帮助。

三、治疗

淋巴囊肿绝大多数都不需要治疗，常自行消退。应卧床休息，以减轻疼痛及水肿。应用抗生素、穿弹力长筒袜等。如果输尿管有梗阻，应进行仔细随访，定期复查 B 超、CTU 等。积水肾脏有感染时，可用内支架进行引流。手术探查适用于有进展的肾积水、严重的下肢水肿、肾脏功能逐渐减退等。手术采用内引流较适当，可去顶开窗。有时需要行囊肿后壁与乙状结肠、盲肠等内引流。一般不推荐单纯的穿刺，因为易于复发并增加感染机会。可以穿刺后置管引流，腹腔镜也可试用于淋巴囊肿的治疗。

第七节　盆腔脂肪增多症

一、概述及流行病学

盆腔脂肪增多症是一种以盆腔腹膜后区域成熟脂肪组织大量增殖为特征的少见疾病，可压迫盆腔脏器，包括盆段输尿管，偶尔双侧输尿管受压可导致尿毒症。

1959 年 Engels 首先报道，1968 年 Fogg 等命名为盆腔脂肪增多症(Pelvic Lipomatosis)。盆腔脂肪增多症虽为良性病变，但可有严重后果，常误诊为盆腔肿瘤。此病较少见，多见于 30 ～ 60 岁的男性，女性很少发现，男女比例为 18 ∶ 1。

二、病因

病因不清，最初认为与下尿路慢性感染引起膀胱周围炎症有关，但许多患者确诊时并无尿路感染，现在认为尿路感染只是继发于盆腔脂肪增多症。本病可能是肥胖症的局部表现，有超过 50% 的患者属于肥胖患者。

盆腔脂肪增多症与许多疾病有关联，如腺性膀胱炎、膀胱腺癌、高血压、膀胱输尿管反流、腹膜后纤维化、血栓性静脉炎等。但盆腔脂肪增多症应作为一个独立的疾病看待。

三、病理

病理方面，肉眼观察，为致密的多血管脂肪组织包裹骨盆内结构，脂肪组织并非起源于某一病灶，也无包膜。盆腔脂肪增多症的脂肪组织由成熟的脂肪细胞构成，伴或不伴炎症反应，炎症一般是慢性非特异性炎症。也可有不同程度的纤维化，通常不伴随肿瘤。

四、诊断及鉴别诊断

患者一般超重，但不一定肥胖。症状多变，为非特异性。可有背痛、耻骨上不适、会阴痛、低热、复发的尿路感染、尿频、尿痛等。虽然患者膀胱底部及后尿道有明显变形，但只有50%患者出现下尿路症状。直肠压迫也常见，通常胃肠道症状较少，个别患者有便秘症状。

查体有时可触及耻骨上肿块，直肠指检前列腺抬高。

因膀胱三角区，膀胱颈的延长抬高，膀胱镜检一般困难或难以进行。如果条件允许，可试用膀胱软镜检查。膀胱镜下可见膀胱变形、水肿，增生性膀胱炎常见。

诊断及鉴别诊断主要依靠放射检查，KUB 示骨性骨盆中的透亮区，透亮程度可有差别。与盆腔肿瘤鉴别点是可以发现围绕膀胱直肠的典型的放射透亮区。CTU、IVU 检查时上尿路影像学绝大多数可呈正常表现，偶见肾积水。远端输尿管向中线移位，类似腹膜后纤维化。膀胱造影或 CTU、IVU 可示膀胱的垂直上抬、伸长，膀胱颈狭长呈特有的梨形、球拍形、倒泪滴状。膀胱底部亦抬高，可见炎症水肿引起的膀胱壁的增厚。钡剂灌肠示直肠乙状结肠交界处升高拉长。有学者总结出盆腔脂肪增多症的 X 线三联征：膀胱变形伸长、乙状结肠受压伸直、输尿管向中线移位。

CT 可鉴别脂肪组织与其他软组织，很适于诊断盆腔脂肪增多症，是本病的主要确诊手段。CTU 的三维重建可清晰显示盆腔内膀胱周围的脂肪而无其他软组织块影、盆内结构界线清楚、膀胱变形、精囊和膀胱后间隙增宽等。

MRI 同 CT 相似。超声不能做出特异诊断。

鉴别诊断包括所有脂肪增生疾病。盆腔脂肪增多症应同硬化性脂肪肉芽肿性炎相鉴别，后者多位于盆腔外，为脂肪坏死及肉芽肿反应，常包裹许多器官。最重要的是要与脂肪肉瘤相鉴别。另外，许多疾病可造成膀胱拉长变形，似梨形，如膀胱旁血肿、尿液囊肿、脓肿、双侧淋巴囊肿、盆腔瘢痕水肿、盆腔纤维化、盆腔淋巴瘤等。它们各有自己的特点。可以通过病史，体检及影像学鉴别。盆腔脂肪增多症 CTU 表现如图 9-13 ～图 9-16。

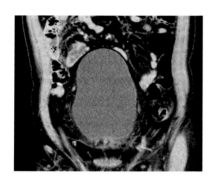

图 9-13　盆腔脂肪增多症立位 1

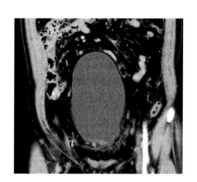

图 9-14　盆腔脂肪增多症立位 2

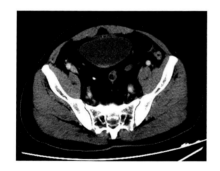

图 9-15　盆腔脂肪增多症卧位 1

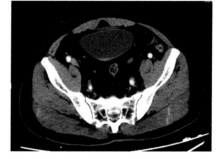

图 9-16　盆腔脂肪增多症卧位 2

五、临床表现

盆腔脂肪增多症常合并高血压、增生性膀胱炎及上尿路梗阻。增生性膀胱炎最为突出，包括腺性膀胱炎、囊性膀胱炎、滤泡性膀胱炎等，其中腺性膀胱炎最常见。膀胱黏膜活检增生性膀胱炎检出率为 75% ～ 100%，其原因不明。62% 的患者有高血压症状。

50% 以上患者确诊时有不同程度的肾盂积水和输尿管扩张，多数为双侧，少数患者可有氮质血症或尿毒症。上尿路梗阻原因可能是输尿管远端被脂肪组织包裹或增生性膀胱炎阻塞输尿管口。

六、治疗

目前报道的治疗方案多采用保守治疗。类固醇治疗及放射治疗效果均不佳，应用抗生素加理疗对个别患者可减轻症状。应当控制饮食，肥胖者应减轻体重，可使部分患者病情减轻。临床怀疑有恶性病变可能时，应开腹探查。

手术治疗的方法包括输尿管支架置入术、盆腔脂肪清除术和尿流改道术。大量的脂肪组织与周围器官的粘连，无法找到分离平面等原因，可造成病变组织不能充分切除。虽然手术时间长，手术难度大，但如果能保留输尿管周围的脂肪鞘保证输尿管的血供，输尿管可以得到松解并解除梗阻，因此部分患者仍需手术治疗。多数学者主张施行尿流改道、前列腺电切或膀胱颈口电切等缓解症状。输尿管严重梗阻时，需进行膀胱以上部位的尿流改道。

根据年龄及症状，临床上将盆腔脂肪增多症患者分为两组，其预后显著。一组为年轻、肥胖的患者，有不确定的盆腔症状，其输尿管梗阻可持续进展，有发展成氮质血症尿毒症的危险，应严密随访。如果梗阻进展，则手术治疗，行脂肪清除术。另一组患者为年龄大于 60 岁的老年人，在诊治其他疾病（如前列腺炎）时偶然发现，其疾病进展不明显，一般不造成严重的后果，可保守治疗。总之，对本病的处理应视患者的具体情况而施以不同的治疗方案。对于年龄较大、身体条件不耐受手术的患者要定期更换输尿管支架管，也可获得良好的疗效。

盆腔脂肪增多症的患者，常伴有腺性膀胱炎，可转化为腺癌，故均应随访。

第八节　血管疾病

一、腹主动脉瘤

（一）概述

腹主动脉瘤引起输尿管梗阻，为最常见的血管源性梗阻，疾病可表现为急性或慢性。由慢性疾病造成时，双侧输尿管可有移位，左侧输尿管向外移位，右侧输尿管拉向中线。较大的腹主动脉瘤压迫可以引起单侧或双侧输尿管机械性梗阻。腹主动脉瘤引起周围炎时，瘢痕组织可以包裹或压迫输尿管进而引起输尿管梗阻。腹主动脉瘤的周围纤维化，腹膜后瘢痕的发生有两种解释，一种是腹主动脉瘤薄弱点的微小渗漏，另一种是与腹主动脉瘤形成有关的广泛的粥样硬化过程。

（二）临床表现及诊断

10% 的腹主动脉瘤有输尿管梗阻，患者可因腰痛、尿路感染、发热等就诊。突发、剧烈的腹部及后背痛常是主诉，也可因腹部包块、周围血管缺血等表现就诊。诊断较容易，查体可发现有波动的腹部包块、腹部血管杂音、股动脉搏动缺如等。CTU 可发现肾积水和输尿管移位等，血管造影可明确诊断。

（三）治疗

如梗阻严重，肾功能受损，应考虑先行引流解除梗阻，再切除腹主动脉瘤。尽量保存肾脏功能很重要，因为腹主动脉瘤手术可造成相对肾脏缺血、少尿等。手术治疗一般采用腹主动脉瘤切除加输尿管松解术，多将输尿管移位到腹膜内，并用周围脂肪包裹，避免术后粘连炎症等。松解时应注意保持输尿管的完整性，如果尿液从一个感染梗阻的肾脏渗漏到腹膜后，动脉移植物感染的可能性会增大，而此种感染是致命的。怀疑有尿外渗时，腹主动脉瘤手术应推迟。少数患者不能耐受手术时，应用激素可减轻梗阻。高危患者亦可用球囊扩张。

二、脐动脉未闭

可致输尿管梗阻，较少见。临床主要发现是血尿、肾积水、梗阻以上输尿管扩张。术中可见有搏动感的索带状物压迫输尿管，切除未闭的脐动脉并松解输尿管，术后恢复良好。

三、副肾动脉、睾丸动脉、髂总动脉

均有压迫输尿管致狭窄，梗阻的报道。一般可在松解压迫血管后，切除部分血管或切断输尿管并将其移至血管前方再吻合，彻底解除梗阻。预后一般良好。

四、血管重建

血管重建外科开展越来越普遍，动脉血管重建置换引起的输尿管梗阻现象并不少见。输尿管梗阻是其严重并发症之一，临床上应提高警惕。

五、腔静脉后输尿管

参见相关章节。

第九节　胃肠道疾病

一、肠克罗恩病

（一）流行病学

本病多为 20 岁左右的年轻人，男女比例相等。5% ～ 20% 的肠克隆病患者有泌尿系统并发症，如输尿管梗阻、穿透到膀胱造成膀胱瘘管、尿路结石形成、肾病综合征等。膀胱最常受累，引起肠膀胱瘘者约为 4%。

（二）临床表现

临床表现为血尿、脓尿、气尿。气尿具有诊断价值。一般胃肠道症状较重，泌尿系统症状不明显。可有中度贫血、红细胞沉降率增快、白细胞升高等，其次为输尿管受累。肠克隆病和肠系膜的炎症可通过淋巴系统播散到腹膜后，腹膜后广泛的炎症过程引起输尿管周围组织的纤维化，可造成输尿管的外源性压迫，严重者可致右肾功能丧失。可能存在肠道的小穿孔，伴或不伴腹膜后瘘，脓肿是腹膜后炎症纤维化的另一原因。因为末端回肠多受侵，故输尿管梗阻多在右侧。

（三）诊断及鉴别诊断

乙状结肠镜、钡剂灌肠可发现典型病变。CTU 示梗阻在右侧骨盆缘，肾脏输尿管不同程度的积水，可用于诊断及鉴别诊断。对有腹部包块或较重的肠克隆病患者提倡进行 CTU、超声检查。

（四）治疗

对肠克罗恩病合并输尿管梗阻应采取手术治疗。手术可采取肠切除和膀胱部分切除等，肠切除手术方式多见，一般不需要处理输尿管。经验表明，肠切除或脓肿引流后，输尿管梗阻可自行消退。故输尿管松解术对肠克罗恩病引起的梗阻多不需要。另外，持续的梗阻多继发于严重的输尿管周围纤维化，30% 的患者只采取肠切除的措施不能奏效，肾脏损害可进展。如果纤维化严重并包裹输尿管时，则应进行松解。输尿管松解手术前最好能留置输尿管支架管。

二、阑尾炎、阑尾脓肿、腹膜炎

可以引起肾脏输尿管积水，而没有明显的机械梗阻。

阑尾脓肿可引起尿路刺激症状，并造成输尿管梗阻，多见于儿童，成人也可见到。儿童的阑尾脓肿诊断较困难，往往出现胃肠道症状后 1 ～ 2 周才出现尿痛、尿急、尿频，还可伴有输尿管绞痛。尿外渗、腹部包块也是常见体征。超声、CTU 可确定脓肿的范围、梗阻部位、程度等重要信息。输尿管梗阻多见于右侧骨盆缘，也可为左侧或双侧。阑尾脓肿引流后，输尿管梗阻一般可缓解。

三、胰腺疾病

CTU 可发现 3% 的胰腺炎患者有轻中度输尿管梗阻，胰腺假性囊肿也可造成肾脏输尿管移位，单侧或双侧输尿管梗阻。胰腺癌浸润转移亦可引起输尿管梗阻。输尿管梗阻的治疗多在原发病治疗的基础上，随诊观察，必要时行内引流术。

（杨晓坤　钟修龙）

第 10 章
输尿管动力疾病

输尿管主要的生理功能是将肾盂中的尿液输送进入膀胱,但输尿管并非简单意义的尿液流经管道。输尿管不仅能通过本身的肌肉有节律的蠕动主动将尿液间断推送进入膀胱,而且输尿管末端结构还能避免膀胱收缩时尿液反流进入输尿管。输尿管疾病常起因于正常的肾脏、输尿管和膀胱解剖结构的改变,而其他影响输尿管内尿液输送的功能性改变,则可以导致输尿管动力疾病。

第一节 输尿管动力性梗阻

一、流行病学

输尿管动力性梗阻是一种较少见的疾病,主要见于新生儿及婴幼儿,发病率不足 0.36/1000,其中男性多于女性,单侧多于双侧,左侧多于右侧。

二、解剖学

组织解剖学上输尿管是由黏膜、肌层和外膜构成。内层为移行上皮黏膜,有 4～5 层细胞,扩张时可变为 2～3 层,固有层为结缔组织。输尿管上 2/3 的肌层为内纵、外环两层平滑肌,下 1/3 段肌层增厚,分为内纵、中环和外纵三层。环状肌终止于输尿管进入膀胱部位,输尿管的膀胱壁内段由纵行肌组成。

正常情况下输尿管的蠕动起源于肾盂起搏细胞。起搏细胞自肾近端集合管直到肾盂输尿管连接部,广泛分布在肾近端集合管、肾小盏、肾大盏和肾盂。随着尿液自肾集合管进入肾盂,起搏细胞因肾盂张力升高而兴奋,细胞内的钾、钠、钙离子随细胞膜通透性改变而发生变化，即钾离子出现细胞外流、钠离子和钙离子向细胞内移动，细胞膜极化而产生电活动，兴奋通过细胞与细胞间的缝隙连接而向周围传导。

在正常情况下，肾盂收缩同时伴有电活动，其频率约为 6 次 / 分。收缩先传到肾盏壁，使肾乳头部的尿液顺利排出，并保护肾实质免受肾盂传来的反压力作用。随后起搏电活动布满肾盂，兴奋在肾盂输尿管连接处传导减缓，尿液在肾盂内稍做停留，但尿流仍不断排出导致肾盂压力逐渐增高，此时低于肾盂电活动频率的肾盂输尿管连接部和输尿管出现电活动，肾盂输尿管连接部开放，尿液通过肾盂输尿管连接部进入输尿管。

输尿管肌肉细胞之间的缝隙连接可以继续传导兴奋活动，使环形肌和纵行肌自上而下的有节律的收缩，推动尿液分为多个尿液小球自肾盂经输尿管进入膀胱。

三、病因学

输尿管动力性梗阻目前具体病因尚不明确，一般认为当近膀胱段 0.5 ～ 4.0cm 的输尿管节段性蠕动传导障碍或消失时，会造成输尿管动力性功能失调，导致输尿管动力性梗阻，梗阻段以上输尿管部分或全程可显著扩张。

四、病理生理

有学者认为输尿管壁肌层排列紊乱，以及肌束与胶原纤维的比例失调是造成输尿管动力性梗阻的重要原因，在扩张的输尿管中，平滑肌细胞含有较少的肌丝和较多的细胞器，提示这些异常的平滑肌细胞能合成胶原质，胶原质的沉积增多导致了细胞间连接的改变，并引起了肌电传导的中断和蠕动的消失；部分学者认为输尿管动力性梗阻是胎儿期输尿管节段性梗阻造成的，而这一梗阻在发育过程中可以得到缓解；亦有研究认为其发病机制与输尿管病变段副交感神经节细胞缺乏、减少或发育不良有关。另外，在胚胎发育过程中，输尿管受到中肾管压迫，内层传导蠕动波的纵行肌肉萎缩，外层的环行肌过度发育肥大，也可能导致远端输尿管动力性梗阻。

五、临床分级

根据输尿管扩张程度不同可分为三度：Ⅰ度：输尿管中下段扩张；Ⅱ度，

输尿管全长扩张；Ⅲ度，输尿管严重扩张、纡曲合并肾积水。

六、诊断

（一）临床表现

多数患者早期可完全无症状，多因泌尿系反复感染行检查时发现，也可隐匿起病，缺乏特异性或因积水严重，腹部发现肿块就诊时发现。但梗阻继续发展会引起一系列并发症，如肾功能损害、尿路感染、肾盂输尿管结石、高血压、血尿和疼痛等。

（二）辅助检查

B超检查能显示输尿管肾盂的结构及积水程度，可发现患者从肾盂部产生的蠕动波在向输尿管远端传播时振幅逐渐增大，到达梗阻部位时突然消失，部分患者可发现在输尿管远端出现不规则往复运动的蠕动波。

静脉肾盂造影（IVU）可以显示特异性纺锤状扩张的远端输尿管、扩张较少的近端输尿管和相对正常的肾盂，而肾盏可以没有扩张或者轻度扩张。

利尿肾图是目前评价梗阻情况的有效方法。常用的有 ^{99m}Tc DTPA 利尿肾图和 ^{99m}Tc MAG3 利尿肾图，^{99m}Tc MAG3 利尿肾图对于评价输尿管、肾盂积水更有价值，其放射线测量值和清除率是 ^{99m}Tc DTPA 的 $2\sim3$ 倍，对有肾功损害的儿童梗阻的判断尤为适用。

排尿期膀胱尿路摄影（VCUG）用来排除膀胱输尿管反流，评价膀胱和尿路情况，并排除由神经源性膀胱、膀胱出口梗阻、后尿道瓣膜症等常见原因引起的继发性梗阻。

梗阻的早期诊断非常重要，及时治疗可以避免梗阻和感染引起的肾功能损害。B超或腹部X线平片发现输尿管膀胱连接部以上扩张积水的患者时，应排除继发性梗阻因素，如神经源性膀胱、输尿管膀胱连接部结石、膀胱以下尿路梗阻等。当影像学检查显示输尿管自下至上有不同程度的扩张（大于7mm）且能排除膀胱输尿管反流及继发性梗阻因素后可诊断。

七、治疗

输尿管动力性梗阻的治疗需根据梗阻程度和梗阻部位来选择相应的治疗方式。治疗原则是解除梗阻和保护肾功能。

目前，儿童患者早期是行手术还是保守治疗仍存在争论，部分观点认为小儿病情发展快，应早期手术治疗。早期手术可以迅速解决输尿管梗阻、肾盂输尿管扩张积水，建立通畅的排泄路径，把梗阻造成的肾功能损害降到最小，让肾脏正常发育，预防尿路感染及其他并发症出现，对已出现感染的患者，手术可以使感染得到有效控制。

但随着超声的广泛应用和诊断技术的提高，越来越多的肾盂输尿管积水的胎儿及无症状患儿被发现。大多数患儿在随访过程中随着膀胱输尿管连接部、肾脏和输尿管的发育成熟，其扩张的输尿管出现自发缓解。有研究认为，最终决定肾功能好坏的关键并非在于是否早期手术治疗，而是由先天性发育异常情况本身所决定，于是越来越多的学者提出，对无症状的患者应给予保守治疗，很多患者只需要保守治疗和暂时引流即可。但行保守治疗的患者必须对临床症状和肾功能进行密切监测，利尿肾图和超声是重要的监测手段。在保守治疗的监测过程中，患者一旦出现腰部持续性疼痛、继发结石、肾盂肾炎、肾功能恶化等表现，均应立即行手术治疗。

然而成年患者输尿管膀胱连接部和肾脏已经发育完全，其自行缓解的可能性非常小，且易伴结石、感染等并发症，容易发生肾衰竭，而一旦出现慢性肾衰竭，手术治疗的价值就会变得非常有限，因此一经发现即建议积极干预。

在不同情况下应选择不同的手术治疗方式：①当患侧肾功能损害较轻时，可行输尿管裁剪整形或折叠加输尿管膀胱再植术。输尿管折叠术可有效的保护输尿管血供，但是对于管壁较厚或直径较大的患者，折叠后的输尿管仍然较粗大。因此，对于输尿管壁较厚或明显扩张的患者，应行输尿管裁剪整形术。而对于输尿管壁较薄及输尿管扩张不明显的患者应行输尿管折叠术。②当患侧肾功能损害严重但仍存在功能时，应先行肾穿刺造口术，待肾功能好转后行输尿管裁剪整形或折叠加输尿管膀胱再植术。③当患侧肾无功能且对侧肾功能正常时，则可行患侧肾输尿管切除术。

八、预后及随访

多数产前及婴幼儿诊断的输尿管动力性梗阻患者会随着生长发育出现病情自行缓解，肾输尿管扩张和积水能够自行消退。但该部分患者仍需针对泌尿系统进行长期的随访。接受手术治疗的患者成功率也在 90% 以上，术后随访主要依靠患者的主观症状和 B 超及利尿肾图等检查来评估是否复发。少数患者预后不良主要是因为合并了其他的泌尿系统疾病。

九、专家点评

输尿管动力性梗阻治疗的重点在于解除梗阻，恢复输尿管及肾脏正常的形态及功能，根据临床症状及病情严重程度选择合适的治疗方式。随着腹腔镜技术的发展和机器人腹腔镜手术经验的积累，腹腔镜输尿管再植术的手术适应证、具体术式的选择、手术操作步骤及技巧、术后处理等将会更加规范，其在临床治疗中将起到越来越重要的作用。

第二节 膀胱输尿管反流

正常输尿管膀胱连接部具有活瓣样功能，只允许尿液自输尿管流入膀胱，阻止尿液反流。如果活瓣样功能受损，尿液逆流入输尿管或肾盂肾盏，这种现象称膀胱输尿管反流（vesicoureteral reflux，VUR）。VUR 分为原发性和继发性两种，前者系活瓣功能先天性发育不全，后者继发于下尿路梗阻，如后尿道瓣膜症、神经源性膀胱等。

一、流行病学

在无泌尿系统感染（urinary tract infection，UTI）的儿童中 VUR 发病率为 0.4%～1.8%，在 UTI 的患儿中 VUR 发病率为 30%～50%，年龄越小发病率越高，新生儿期 UTI 病例发生 VUR 的比例为 50%～70%。有调查研究指出 12 岁儿童中 VUR 的发病率约为 10%。UTI 患儿中男性 VUR 发病率高于女性，同样男性反流级别更高。

二、解剖学

输尿管斜行穿越膀胱壁的一段称为盆段输尿管的膀胱壁间段，长 1.5～2cm。由于具有 Waldeyer 鞘及 Waldeyer 间隙这一特殊结构，故其对末端输尿管尿液的正常输送和抗尿液反流起着极其重要的作用。Waldeyer 鞘有深浅两层：①浅层起源于膀胱壁肌肉层；②深层主要来源于输尿管的肌肉层，而仅有少量膀胱肌肉层参与，包绕近膀胱段输尿管和膀胱壁间段输尿管。深浅两鞘之间即为 Waldeyer 间隙。两鞘之间及深鞘与输尿管肌层之间均有肌纤维

相互沟通，在输尿管口处肌纤维呈扇形分开，形成三角区深肌层。Waldeyer
鞘由于有输尿管及膀胱壁肌束的双重来源，当其松弛时能推进尿液进入膀胱，
而收缩时又能阻止尿液的反流。Waldeyer 间隙的缓冲可保持输尿管相对固定
和斜行的解剖特点，并使输尿管有一定的活动余地，更好地发挥肌束的调节
作用。

三、病因学

VUR 病因包括先天性膀胱输尿管壁段肌层发育不全、先天性输尿管异位
开口、Waldeyers 鞘发育异常等，这些都可以导致输尿管膀胱连接部活瓣功
能不全。

四、病理生理

膀胱正常功能十分重要，在膀胱贮尿期，随着输尿管不断排出尿液，膀
胱仍然保持低压状态，而无须输尿管加强输送压力；如果膀胱顺应性下降，
膀胱保持高压或者下尿路存在梗阻，排尿时膀胱压力升高，在此时如果同时
存在输尿管壁段解剖破坏，膀胱压力即可直接传入输尿管，导致膀胱输尿管
反流的发生。

五、临床分级

根据排尿性膀胱尿道造影（voiding cystourethrography，VCUG）将膀胱
输尿管反流分为五级（图 10-1）：I 级，尿液反流不到肾盂，可伴不同程度
输尿管扩张；II 级，尿液反流可达肾盂，肾盂不扩张，肾盏穹窿形态正常；
III 级，输尿管轻、中度扩张和（或）扭曲，肾盂轻、中度扩张，肾盏穹窿无
改变或轻度变钝；IV 级，输尿管中度扩张和（或）扭曲，肾盂、肾盏中度扩张，
肾盏穹窿变钝，但仍维持乳头状；V 级，输尿管重度扩张和扭曲，肾盂、肾
盏重度扩张，肾盏乳头状形态消失，肾实质内反流。

六、诊断

（一）临床表现

VUR 临床表现差异较大，部分患者无症状，因体检发现肾积水或输尿管
纤曲扩张而就诊，部分患者可继发尿路感染、尿频、尿急、尿痛伴发热等症状，

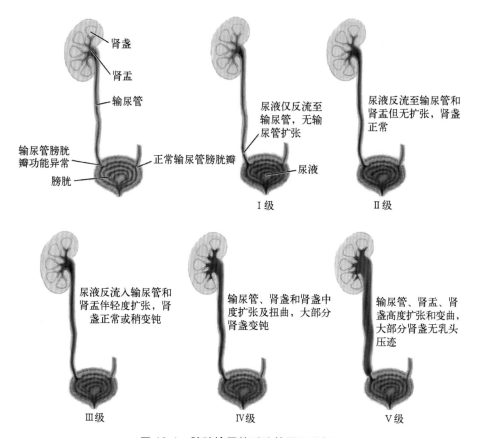

肾盏
肾盂
输尿管

输尿管膀胱瓣功能异常
膀胱
正常输尿管膀胱瓣

尿液仅反流至输尿管，无输尿管扩张

尿液
I 级

尿液反流至输尿管和肾盂但无扩张，肾盏正常
II 级

尿液反流入输尿管和肾盂伴轻度扩张，肾盏正常或稍变钝
III 级

输尿管、肾盏和肾盏中度扩张及扭曲，大部分肾盏变钝
IV 级

输尿管、肾盂、肾盏高度扩张和变曲，大部分肾盏无乳头压迹
V 级

图 10-1　膀胱输尿管反流的国际分级

部分患者以急性肾盂肾炎症状就诊，可有发热伴腰痛等症状。

（二）辅助检查

1.实验室检查　尿常规，必要时需行尿培养检查。

2.影像学检查　标准的影像学检查包括泌尿系统超声、排尿性膀胱尿道造影（VCUG）和肾核素检查。

（1）超声检查是评估肾脏情况的首选方法，如果发现双侧肾脏皮质异常，需行血肌酐检查。

（2）VCUG：是诊断 VUR 的金标准。VCUG 能提示解剖结构异常，同时评估反流程度。VCUG 诊断的准确性与操作过程的规范性及图像的判断水平有关。

（3）二巯基丁二酸（dimercaptosuccinic acid，DMSA）肾核素法是显

示肾脏皮质情况、检测肾瘢痕形成、评估分肾功能的最佳方法。Ⅲ～Ⅴ级 VUR、小年龄患儿、超声显示肾脏异常和反复发热性尿路感染（febrile urinary tract infection，fUTI）的 VUR 患儿更可能存在肾瘢痕。

（4）其他影像学检查：①排尿性膀胱尿道超声造影检查（voiding ultrasonography，VUS），原理是利用含气体微泡的造影剂增加超声反射信号，使超声探头捕获反流信号，可作为 VUR 的筛查或随访方法之一。目前，国内外有多个医疗中心将该项技术应用于 VUR 的诊断及随访。该方法建议用于以下情况：评估女性患儿 VUR 的初诊检查、经保守或手术治疗的 VUR 患儿的随访、可能罹患 VUR 的高风险人群筛查（如 VUR 患儿的直系亲属、接受肾移植术的患儿等）。此外，VUS 诊断的准确率与操作者技术水平直接相关。②影像尿动力学检查，用于评估疑似继发性反流患儿（如脊柱裂、后尿道瓣膜）的膀胱功能。对于膀胱直肠功能障碍（BBD）患儿行非侵入性的尿流率检查。③排尿性核素膀胱造影，相对 VCUG 放射暴露小，能确定有无 VUR，但是反流分级不精确，通常作为随访方法。④膀胱镜检查，仅在疑似膀胱输尿管结构畸形，如输尿管口旁憩室、输尿管开口异位时使用。

七、治疗

VUR 的治疗原则是避免及减少肾盂肾炎发生，保护肾脏功能。诊断后应及时对患者进行宣教，告知 VUR 治疗的基本原则和各种治疗方案的效果，以及不治疗的潜在风险；评估患者对治疗方案的依从性，协助选择适当的治疗方案。

（一）保守治疗

基于 VUR 有自愈倾向的特点，4～5 岁的Ⅰ～Ⅱ级 VUR 自愈率为 80%，Ⅲ～Ⅴ级为 30%～50%，故首选保守治疗并定期随访。保守治疗方法包括观察、预防性使用抗生素（continuous antibiotic prophylaxis，CAP）、包皮环切和 BBD 患儿膀胱功能锻炼。CAP 使尿液无菌，减少 fUTI 的发生，避免肾瘢痕的形成，是目前首选的保守治疗方法。所选择药物为抗菌谱广、尿内浓度高、对体内正常菌群影响小的抗生素。常用药物有阿莫西林、甲氧苄啶、复方磺胺甲噁唑和呋喃妥因。

（二）手术治疗

VUR 的手术治疗指征：CAP 治疗出现 UTI，随访过程中发现肾发育延迟、VUR 持续存在及 DMSA 发现肾功能不全，产生新发瘢痕等。

手术原则为延长膀胱黏膜下输尿管长度，重新建立抗反流机制。目前，开放手术治疗 VUR 的成功率为 92% ～ 98%。常用膀胱内途径术式为 Cohen 术（图 10-2），较为适合双侧 VUR 患者，但术后输尿管开口移位可能造成以后输尿管镜操作困难。常用的膀胱外途径术式为 Lich-Gregoir 术（图 10-3），治疗双侧 VUR 时存在术后暂时性尿潴留的可能。

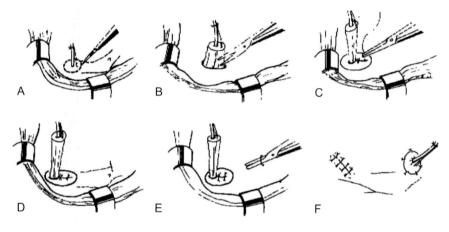

图 10-2　Cohen 术

A. 输尿管处环形切开；B. 分离输尿管和 Waldeyer 鞘；C. 缝合膀胱壁裂孔；D. 制作黏膜下隧道；E. 黏膜下分离；F. 缝合膀胱黏膜

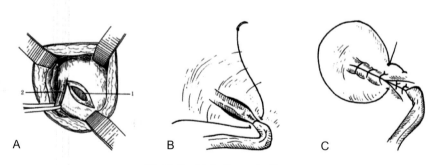

图 10-3　Lich-Gregoir 术

A. 切开膀胱肌层；B. 将输尿管置于肌层下；C. 缝合肌层切口

腹腔镜手术包括经腹膀胱外和经膀胱的气膀胱输尿管再植手术。目前，无论是传统腹腔镜手术还是机器人辅助下腹腔镜手术的抗反流手术成功率均与传统开放手术类似，但手术时间更长、手术成本更高。而且前两种手术在不同医院之间的治愈率差异较大，因此该手术方式建议在条件成熟的医院开展。术后 3 个月应行肾脏超声检查排除泌尿系统梗阻，VCUG 评估手术疗效。

内镜下填充剂注射是目前国外开展较多的一种手术方式，通过膀胱镜于输尿管壁间段黏膜下注射填充剂治疗 VUR，其原理是抬高输尿管口和远端输尿管，增加输尿管远端阻力，从而降低尿液反流至输尿管的可能。国际上最常用的药物是聚糖酐透明质酸（Deflux），一次或多次注射的总成功率为85%。目前国内尚无此类药物应用于临床。

八、预后及随访

VUR 对健康的影响可能是长期的，目前无法准确预测，患者需要关注高血压（特别是妊娠期）、肾功能受损、UTI 复发等情况出现的可能，建议长期随访。由于 VUR 存在家族性，因此必要时需告知家庭成员（同胞、后代）有 VUR 发病的可能，建议进行筛查。对于存在肾瘢痕的 VUR 患者，即使自愈或手术治愈后，每年仍需随访血压、尿蛋白及尿路感染等情况。VUR 痊愈后仍旧发生 fUTI 的患者，需重新评估 VUR。

九、专家点评

VUR 的诊断并不困难，但如何把握最佳治疗时机和采取合适的治疗方法仍在不断探索中。寻找一种简单、可靠、非侵袭性的诊断方法，使内镜下注射治疗在国内广泛开展，以及解决药物治疗带来的细菌耐药是今后需要解决的问题。VUR 患儿均应进行严密随访，根据病情变化及时调整治疗方法，其治疗应个体化、规范化。

（牛远杰　王永华　马晓诚）

参考文献

丁光璞，彭意吉，杨昆霖，等．改良经腹腹腔镜肾盂成形术联合孙氏镜治疗 UPJO 合并肾结石的初步经验 [J]. 中华泌尿外科杂志，2019, 40(9): 680-684.

连鹏鹄，李汉忠．原发性腹膜后肿瘤的临床诊疗 [J]. 中华泌尿外科杂志，2014, 35(4): 315-318.

王关卉儿，何廉波，杨恺惟，等．腹膜后平滑肌肉瘤 11 例临床及病例分析 [J]．中华泌尿外科杂志，2016, 37(12): 916-919.

谢汉平，徐耀鹏，文瀚东，等．机器人联合膀胱软镜治疗肾盂输尿管连接处狭窄合并继发性肾结石一例报告及文献复习 [J]. 中华腔镜泌尿外科杂志（电子版），2020, 14(1): 61-63.

中华医学会肿瘤学分会，中华医学会杂志社，中国医师协会肛肠医师分会腹膜后疾病专业委员会，等．中国腹膜后肿瘤诊治专家共识 (2019 版)[J]. 中华肿瘤杂志，2019, 41(10): 728-733.

Ahn Ks, Han HS, Yoon YS, et al. Laparoscopic resection of nonadrenal retroperitoneal tumors[J].Arch Surg, 2011, 146(2): 162-167.

Aksnes G, Imaji R, Dewan P.A. Primary megaureter: results of surgical treatment[J]. Journal of pediatric surgery, 2003, 38(7): 1124-1125.

Alberici F, Palmisano A, Urban M L, et al. Methotrexate plus prednisone in patients with relapsing idiopathic retroperitoneal fibrosis [J]．Ann Rheum Dis, 2013, 72(9): 1584-1586.

Ali A, Swain S, Manoharan M. Pelvic lipomatosis: Bladder sparing extirpation of pelvic mass to relieve bladder storage dysfunction symptoms and pelvic pain[J].Central European Journal of Urology, 2014, 67(3): 287-288.

Baas W, O'Connor B, El-Zawahry A. Bilateral hydronephrosis and acute kidney injury secondary to pelvis lipomatosis[J]. Can J Urol, 2018, 25(1): 9217-9219.

Binder M, Uhl M, Wiech T, et al. Cyclophosphamide is a highly effective and safe induction therapy in chronic periaortitis: a long-term follow-up of 35 patients with chronic periaortitis [J]．Ann Rheum Dis, 2012, 71(2): 311-312.

Chi Y, Fang Z, Hong X, et al. Safety and Efficacy of Anlotinib, a Multikinase Angiogenesis Inhibitor, in Patients with Refractory Metastatic Soft-Tissue Sarcoma [J].Clin Cancer Res, 2018, 24(21): 5233-5238.

Colin P , Koenig P , Ouzzane A , et al. Environmental factors involved in carcinogenesis of